Elixena Lopez Savon

Ependimomas intra-espinhais

Elixena Lopez Savon

Ependimomas intra-espinhais

a sua associação com metástases/disseminação em doentes durante um período de 22 anos

ScienciaScripts

Imprint
Any brand names and product names mentioned in this book are subject to trademark, brand or patent protection and are trademarks or registered trademarks of their respective holders. The use of brand names, product names, common names, trade names, product descriptions etc. even without a particular marking in this work is in no way to be construed to mean that such names may be regarded as unrestricted in respect of trademark and brand protection legislation and could thus be used by anyone.

Cover image: www.ingimage.com

This book is a translation from the original published under ISBN 978-620-2-31916-4.

Publisher:
Sciencia Scripts
is a trademark of
Dodo Books Indian Ocean Ltd. and OmniScriptum S.R.L publishing group

120 High Road, East Finchley, London, N2 9ED, United Kingdom
Str. Armeneasca 28/1, office 1, Chisinau MD-2012, Republic of Moldova, Europe
Printed at: see last page
ISBN: 978-620-8-11101-4

ÍNDICE DE CONTEÚDOS:

Resumo.

Introdução: Os ependimomas são tumores neuroepiteliais de aspeto morfológico variável cujo tratamento de eleição é cirúrgico. Representam 13% dos tumores intra-espinhais e constituem 40% dos tumores da coluna vertebral em adultos. Em Cuba existem poucos estudos sobre esta patologia, pelo que o objetivo principal é avaliar o comportamento dos ependimomas intra-espinhais no Instituto de Neurologia e Neurocirurgia.

Doentes e Métodos: Foi efectuado um estudo descritivo retrospetivo de 47 doentes operados com o diagnóstico histológico de ependimomas intra-espinhais num período de 22 anos.

Resultados: Nos doentes estudados, 51% iniciaram com uma síndrome radicular. Nos ependimomas, a histologia mais frequente foi a mixopapilar (34%) e o filão terminal foi a localização que prevaleceu (48,9%). A ressecção total foi conseguida em 51,1%, as complicações pós-operatórias não foram frequentes, sendo a fístula liquórica (19,1%) a mais frequente. Metade dos indivíduos evoluiu favoravelmente. 40,4% dos ependimomas intra-espinhais estudados eram provenientes de tumores intracranianos, e destes 73,7% recidivaram. Os tumores primários da coluna vertebral não se disseminaram em 92,9% dos casos.

Conclusões: Os ependimomas intra-espinhais podem ser primários da coluna vertebral ou disseminações / metástases de outras localizações do neuroeixo. As disseminações não dependem do grau ou do tipo histológico. Os ependimomas da coluna vertebral têm uma elevada taxa de recorrência tumoral. A adequada recuperação funcional pós-operatória depende de um diagnóstico precoce dos ependimomas intratraqueais e do grau de ressecção cirúrgica.

Palavras-chave: ependimomas, disseminação, ráquis, disseminação e metástases.

CAPÍTULO 1

INTRODUÇÃO

Desde os primórdios da história da humanidade, os tumores intrarraquidianos têm sido um desafio para os médicos de todos os tempos, talvez devido à delicada anatomia da coluna vertebral ou à necessidade de estudos de neuroimagem altamente especializados, o que atrasa o seu diagnóstico e dificulta o seu tratamento. O que é certo é que ainda hoje são um tema controverso e um problema de saúde na nossa sociedade que requer uma atenção especial. Requer uma equipa multidisciplinar e procedimentos de alto custo para melhorar a qualidade de vida dos doentes que sofrem desta doença [1].

De um modo geral, o cancro é uma das principais causas de morbilidade e mortalidade em todo o mundo, tem uma tendência crescente e tem-se verificado que ocorre mesmo em idades mais precoces da vida. Só em 2008, foram diagnosticados cerca de 12,7 milhões de casos e ocorreram 7,6 milhões de mortes por este motivo2. Em Cuba, é a primeira causa de morte desde 2012, com 22 532 mortes, para uma taxa ajustada (em relação à população mundial) de 117,5 por 100 000 habitantes[3].

Especificamente, os tumores do Sistema Nervoso Central (SNC) constituem 15% de todos os tumores sólidos em pediatria e 2% em adultos; contribuem para 7% dos anos de vida perdidos por esta doença antes dos 70 anos de idade. Em 2012, foram diagnosticados 57 100 novos casos na Europa e 45 000 mortes foram atribuídas a estes tumores4. As nossas estatísticas registam 120 casos por ano de tumores neuroepiteliais, 60% dos quais são de alto grau de malignidade[5-6].

Dentro dos tumores neuroepiteliais encontram-se os ependimomas, que são gliomas de aspeto morfológico variável, originários da camada de células ependimárias do sistema ventricular e do canal central da medula espinal[7]. Na coluna vertebral tendem a localizar-se em zonas de transição regional, ou seja, a nível cérvico-dorsal e com maior frequência dorsal-lombar, no cone medular e na cauda equina[8]. Não existe uma predominância clara em nenhum dos sexos. A idade de apresentação mais frequente é entre os 30-50 anos[9].

Algumas séries internacionais relatam uma incidência desses tumores de 2,2 a 2,7 por 100.000 habitantes/ano. Em 2014, foram registados 200 casos de ependimomas intraquidianos nos EUA 10. Em Cuba, estudos do mesmo ano mostram que os valores eram de 1,9 a 2,1 por 100.000 habitantes 3. Se estes valores forem comparados com os obtidos em 2009 (1,4 a 1,7 por 100.000 habitantes), verificar-se-á que houve um aumento progressivo[11] .

Apesar do aumento gradual dos ependimomas, a sua apresentação na população mundial é baixa, constituindo menos de 5% de todos os tumores primários do SNC. No entanto, são o quarto tumor cerebral mais comum em crianças. Cerca de 30% dos ependimomas pediátricos são diagnosticados em crianças com menos de três anos de idade[13] . A localização dos ependimomas nos adultos tende a ser diferente da das crianças. Nos adultos, 60% destes tumores encontram-se na medula espinal. Nas crianças, 90% dos ependimomas localizam-se a nível intracraniano, principalmente na fossa posterior. De todos os tumores intracranianos, os ependimomas representam 13%, embora a frequência varie entre crianças (10%) e adultos (40%)[14] .

Aproximadamente 10-15% dos ependimomas são disseminados ou metastizados através do líquido cefalorraquidiano (LCR) no canal espinal e mesmo noutras topografias intracranianas[15] . Os tumores infratentoriais têm maior probabilidade de metastizar para a coluna do que os tumores supratentoriais. Os ependimomas raramente se disseminam para fora do SNC. Embora existam relatos de casos isolados com metástases noutros órgãos fora do neuroeixo, como o fígado, os pulmões, os gânglios linfáticos e os tecidos moles[16] .

A estreia clínica dos tumores intramedulares é a dor lombar, muitos doentes demoram anos a ser diagnosticados. É o único sintoma que apresentam e não tem um carácter localizador específico; mais tarde pode aparecer clinicamente deficiente. Dependendo da situação da lesão, são afectadas as extremidades inferiores (ependimomas dorsais e lombares) ou as quatro extremidades (ependimomas cervicais).
A deteção precoce de ependimomas intra-araquidianos tem benefícios clínicos significativos, constituindo um desafio para a neuroimagem.

O principal método de diagnóstico baseia-se na Ressonância Magnética (RM) devido à sua capacidade de efetuar cortes multiplanares nas três dimensões do espaço. Com as sequências convencionais T1, T2 e FLAIR é possível diferenciar em pormenor as estruturas anatómicas intrarraquidianas. O contraste dos tecidos moles permite delimitar com precisão o tumor. No entanto, o "padrão de ouro" é a RM contrastada, com a qual também se efectua o planeamento cirúrgico e o seguimento pós-operatório destes doentes[11-12] . O estudo do LCR por punção lombar é necessário para determinar se o tumor se espalhou para a medula espinal e/ou para o líquido cefalorraquidiano. O diagnóstico definitivo é efectuado pela histopatologia da peça obtida na cirurgia.

O tratamento de eleição para os ependimomas intrarraquidianos é microcirúrgico com ampliação. Geralmente são lesões encapsuladas, com margens bem definidas, não infiltrantes, com um plano de clivagem ou dissecção entre a cápsula tumoral e o tecido medulo-radicular que favorece o trabalho microcirúrgico[11,18] .

Os avanços da neurocirurgia na ótica cirúrgica, baseados na utilização de microscópios de alta resolução, são mais funcionais no seu manuseamento, pois permitem a ampliação das microestruturas. Em conjunto com instrumentos microcirúrgicos, permitiram extirpações totais ou subtotais mais amplas, com danos mínimos ou nulos no tecido medular[19] .

As terapias onco-específicas (radioterapia e quimioterapia) oferecem aos pacientes submetidos a microcirurgia uma probabilidade significativamente maior de sobrevivência e qualidade de vida. No entanto, qualquer lesão que se localize no eixo vertebral medular tem uma gravidade real e uma morbilidade elevada[20] .

Entre os factores de prognóstico dos doentes com ependimomas intracranianos, as caraterísticas do tumor (grau histológico, tamanho), clínicas (idade de apresentação, estado clínico do doente antes da cirurgia) e cirúrgicas (tipo de ressecção, recorrências locais) são consideradas importantes[21, 22] .

O nosso centro atende um número significativo de doentes com esta entidade, quer da localidade, quer referenciados de qualquer província do país. No entanto, desconhece-se o número anual de casos operados de ependimomas intra-araquidianos, podendo haver um sub-registo da incidência por ano. Também não sabemos com que frequência a disseminação/metástases dos ependimomas e a sua associação com outros tumores estão a ocorrer no nosso país, sendo que estes estão a ser reportados com relativa frequência na literatura médica internacional. No âmbito nacional existem poucas séries publicadas sobre o tratamento microcirúrgico dos ependimomas intrarraquidianos, bem como alguns relatos de casos isolados. Mas nenhum trabalho original foi realizado com uma casuística de pacientes por um longo período, incluindo uma análise das disseminações/metástases.

Justificação.

O Instituto de Neurologia e Neurocirurgia (INN) é um centro de investigação que está na vanguarda do tratamento microcirúrgico há décadas, com actualizações contínuas neste campo. Considera-se, por isso, oportuno reunir a experiência do Serviço de Neurocirurgia na patologia dos tumores raquimedulares, que constitui uma parte importante das linhas de investigação aprovadas no serviço. No entanto, não existe uma investigação e um acompanhamento adequados dos doentes com ependimomas no nosso meio.

Este estudo tem como novidade científica o facto de ser a primeira vez que no nosso Instituto e em Cuba se estuda uma série de pacientes com ependimomas intracranianos durante um período de tempo de mais de 20 anos onde se avalia a disseminação/metástase. Conhecer o comportamento dos ependimomas intrarraquidianos e das disseminações de outros níveis no nosso meio ajudar-nos-á a compreender e a melhorar os protocolos de atuação nesta entidade. Torna-se assim necessário caraterizar os aspectos clínicos, cirúrgicos, imagiológicos e histopatológicos mais relevantes de um grupo de doentes operados a ependimomas da coluna vertebral, enfatizando a pesquisa de possível disseminação/metástases e a sua relação com outros tumores.

Problema científico.

Será que uma caraterização dos ependimomas intrarraquidianos do ponto de vista clínico, imagiológico, histopatológico e cirúrgico, bem como a estimativa correta da sua origem (primária ou por disseminação/metástases), pode fornecer aos especialistas informações detalhadas sobre o assunto para uma melhor gestão destes doentes?

CAPÍTULO 2

QUADRO TEÓRICO.

1. Generalidades dos ependimomas intrarraquidianos

Estes são os tumores intramedulares mais frequentes nos adultos. Os astrocitomas são muito mais frequentes nas crianças, especialmente nas que têm menos de 10 anos de idade. Globalmente, a percentagem de astrocitomas e ependimomas comporta-se de forma semelhante nas diferentes idades de apresentação. [1-2]

Podem ter origem na disseminação através do líquido cefalorraquidiano de tumores ependimários intracranianos, células ependimárias enclavinhadas intraduralmente no filo terminal, ou restos ependimários que persistem durante o desenvolvimento embriológico codificados para desenvolver o tumor, dando origem a ependimomas intra e extradurais. Geralmente de crescimento lento e se for conseguida uma ressecção total do tumor, têm uma sobrevida elevada.[23]

1.1. Conceito.

Os ependimomas intrarraquidianos são tumores que se originam das células de revestimento do canal ependimário, ocorrem mais frequentemente na idade adulta, são assintomáticos até atingirem grandes dimensões, metastizam para outros níveis e, se for conseguida a ressecção total da lesão, têm um melhor prognóstico de sobrevivência. [24]

1.2. Classificações

Existem várias classificações que lhe permitem estudar da melhor forma os ependimomas intrarraquidianos: [25]
De acordo com a sua etiopatogénese e topografia: [25]

Classificação etiopatogénica:

I. Primário.

Secundária ou metastática/disseminação.

Classificação topográfica:
A.   Cervical.

B.   Cervico-torácica.

C.   Torácica.

D.   Lombossacral.

Classificação topográfica em relação à sua localização no canal espinal:

I.   Extradural - extramedular.

II.   Intradural - intramedular:

2.3. Factores etiológicos

Até há alguns anos atrás, não tinham sido identificados factores etiológicos relacionados com os ependimomas medulares. Estudos recentes referem que, pelo menos no caso dos ependimomas intracranianos, foram identificados factores epidemiológicos que sugerem a possibilidade de uma infeção pelo vírus SV40 poder estar relacionada com o aparecimento destes tumores[26] .

Tem-se verificado que é frequente que as sementeiras metastáticas se façam a outros níveis como é o caso dos ependimomas do IV ventrículo que geralmente metastizam o ráquis, o mesmo acontece com os do Filum Terminal, que geralmente são mixopapilares e fazem sementeiras de partes moles sacrais e ascendem a outros níveis do ráquis27. Da mesma forma, verificou-se que têm associação com a neurofibromatose 2 (NF2) 57, e a associação com outros tumores ao mesmo tempo, como é o caso do cancro do pâncreas, da próstata, do linfoma de Hodgking, dos meningiomas intracranianos, do cancro do pulmão produtor de mucina, do cancro gástrico e dos astrocitomas cranianos.[27, 28]

Pode ser observado em relação à hereditariedade, foram descritos casos que falam de famílias que sofrem de ependimomas intra-araquidianos ao longo de várias gerações[28] . Não foi observada qualquer relação com factores ambientais.

2.0 Antecedentes históricos dos ependimomas intrarraquidianos.

A primeira citação encontrada sobre as lesões da coluna vertebral encontra-se no Papiro de Edwin Smith, escrito em 1700 a.C. no Egito.26 Herófilo da Caledónia (C 300 a.C.) foi o primeiro semiólogo da coluna vertebral, que fala da letalidade das lesões da coluna vertebral e ignora o seu tratamento. Por seu lado, Celso (Aulus Cornelius Celsus (25 d.C.-

50 d.C.), no século I, descreve as alterações da respiração nas lesões da coluna vertebral e diferencia-as das lesões da coluna vertebral inferior que produzem paralisia dos membros inferiores e retenção urinária[27] .

Foi Galeno de Pérgamo (129-200 d.C.), quem mais contribuiu para o conhecimento destas lesões, e com os seus preceitos desafiou os conceitos de Hipócrates. Ele descreve as 4 funções da coluna vertebral.[28] Descreveu também o forame espinhal e vinte e nove pares de nervos espinhais. Precursor da durotomia e das secções medulares". É também responsável pela criação das palavras cifose, lordose e escoliose.

O primeiro médico que começou a falar em cirurgia dos tumores raquimedulares foi Le Cat em 1751, apesar de este ter pouco reconhecimento e William Macewen (18481924) e Victor Horsley (1857- 1916), que são os pais desta sub-capítulo[29] . Em 1924 Cushing operou o primeiro tumor da coluna vertebral em crianças, e neste mesmo ano Hamby publicou um relatório de 100 casos operados com bons resultados. Em 1916, Charles Elsbergh publicou o seu livro sobre técnicas cirúrgicas para tratar lesões da coluna vertebral.[26, 29]

Em 1940, Greenwood introduziu a coagulação bipolar em tumores intramedulares. Só em 1964 é que foram introduzidos o microscópio, o laser e a ecografia intra-operatória. Um grande avanço foi obtido com a Tomografia Axial Computadorizada e, recentemente, com a Ressonância Magnética[29-31] .

Em Cuba, é também recolhida a história dos primeiros cirurgiões que operaram tumores raquimedulares: Ramirez Coma em 1934, que opera o primeiro caso em Cuba, foi seguido por Valdes Rodriguez em 1952, Karaguiosov e Wood em 1965 e o Dr. Goyenechea tutor deste trabalho, que apresenta 47 casos em crianças tratadas no Hospital Juan Manuel Marquez em 1994.

3. Anatomia patológica dos ependimomas medulares

3.1. Histopatologia.

O aspeto macroscópico dos ependimomas intramedulares, mostrado na Figura 1, é o de um tumor centromedular mole, vermelho-acinzentado, não encapsulado, mas geralmente bem delimitado do tecido sadio adjacente. Pode apresentar áreas císticas, hemorrágicas ou necróticas, estendendo-se por vários segmentos medulares no sentido craniocaudal. Do ponto de vista histológico, podemos encontrar várias formas[2] , que estão agrupadas na classificação histológica dos ependimomas em 2000 ditada pela Organização Mundial de Saúde (OMS) para os tumores ependimários de acordo com o grau de malignidade: [4][5,12,32]

Grau I: subependimomas e apêndice mixopapilar.
Grau II: apendimomas celulares, papilares, de células claras e tanáticos.
Grau III: apendimomas anaplásicos. São os mais malignos.

Subependimoma.

Os subependimomas são tumores peculiares, atualmente classificados dentro dos ependimomas grau I, podendo reconhecer áreas com histologia típica de um ependimoma celular. Possuem células bem diferenciadas, dispostas em grupos isolados entre uma matriz fibrilar que pode apresentar microcistos. São lesões frequentes ao nível da parede dos ventrículos cerebrais, na medula espinhal apenas cerca de 10 casos foram descritos. Para alguns autores, deve ser considerada uma variante do astrocitoma que se desenvolve à custa de glia subependimária ou de tanicitos.[4, 12, 33]

Ependimomas celulares

É a forma mais frequente, com densidade celular moderada, ausência de mitoses ou mitoses ocasionais. Identificam-se algumas estruturas muito caraterísticas que permitem a identificação inequívoca do tumor: as rosetas ependimárias, ou os chamados tubos ependimários, que consistem na disposição das células tumorais em torno de uma luz central, oferecendo uma imagem que lembra a do tubo neural primitivo. Não é raro encontrar áreas com alterações regressivas, com degenerescência mixoide, hemorragias e microcalcificações, tendo sido descritos até ependimomas com áreas de metaplasia óssea ou[33-38] cartilagem cartilaginosa.

Ependimomas mixopapilares

Nestes tumores, as células estão dispostas em papilas à volta de um estroma conjuntivo vascularizado e com degeneração mucoide evidente. Macroscopicamente, são tumores macios e lobulados que não invadem as estruturas vizinhas. Imuno-histoquimicamente, as células tumorais apresentam positividade para PGA, dispõem-se em torno de centros conjuntivos vascularizados e o mais marcante é a presença de uma matriz mucoide entre as células tumorais e os vasos sanguíneos, com a presença de microcistos. São quase exclusivos do cone e do rabo-de-cavalo. Os raros ependimomas ectópicos da região sacrococcígea são também ependimomas do tipo mixopapilar[39-44] .

Ependimomas tanáticos

Predominam os fascículos com células alongadas, de aspeto bipolar, sem estruturas rosetóides, sendo facilmente confundidos com astrocitomas. O termo "tanazítico" é aplicado devido à semelhança destas células com os tanazitos, que são células presentes na parede do sistema ventricular, com morfologia intermédia entre os ependimócitos e os astrócitos, e que apresentam longos prolongamentos que atingem a superfície ependimal. Esta variante de ependimoma é relativamente frequente na medula espinhal, e a nível intracraniano[34, 37,45] praticamente nunca é observada.

Ependimomas papilares

O ependimoma papilar é uma variante, na qual se reconhecem estruturas papilares, com células tumorais dispostas à volta de vasos sanguíneos, que por sua vez estão incluídos num estroma conjuntivo. São muito raros a nível intramedular. [46-47]

Ependimoma de células claras

Embora para muitos autores seja um tipo de ependimoma inexistente, as suas células apresentam um aspeto semelhante ao das células do oligodendroglioma, com um núcleo arredondado e um evidente halo perinuclear claro. É típica a presença de rosetas ependimárias e pseudo-rosetas perivasculares e a sua positividade para o PGA. Raramente foram descritos ependimomas com esta morfologia ao nível da medula espinal. [48]

Ependimomas anaplásicos

São tumores malignos, com elevado pleomorfismo e numerosas mitoses, **Figura 2.** Apresenta rosetas perivasculares frequentes, mas as rosetas ependimárias típicas raramente são identificadas. Podem ser observadas áreas de necrose e proliferação microvascular. Imunohistoquimicamente, a expressão de PGA pode estar reduzida ou mesmo ausente. A presença de um índice de proliferação (MIB-1/Ki-67) superior a 4 indica um elevado grau de malignidade. Tem um carácter altamente infiltrativo, sem plano de clivagem e pouco frequente na medula. [49,]

Outras variantes de ependimomas

Entre estas variantes raras encontram-se os ependimomas com metaplasia lipomatosa ou cartilaginosa, os ependimomas com vacuolização celular extensa, os ependimomas de células gigantes e os ependimomas melanocíticos [11, 12, 49].

Ependimomas panmedulares

Trata-se de formas extraordinariamente raras, que são sempre descritas através da sistematização das diferentes formas anatomoclínicas dos ependimomas intramedulares[46,47] . No entanto, é possível que a maioria dos casos descritos de tumores intramedulares que se estendem a toda a medula não correspondam efetivamente a ependimomas, mas sim a gliomatose difusa ou à extensão de gliomas malignos do tipo astrocitário[48,49]. Em qualquer dos casos, a cirurgia nestes tumores é sempre parcial e tem pouca ou nenhuma eficácia[50] .

Aspeto ultra-estrutural dos ependimomas

As células dos ependimomas, quando observadas ao microscópio eletrónico, apresentam caraterísticas das células ependimárias, como a presença de cílios, blefaroplastos e microvilosidades, bem como junções membranares especializadas, entre células adjacentes[48] . Há uma ausência de membrana basal no bordo interno das células, o que por vezes é útil para um diagnóstico diferencial com outros tumores [51-56].

4.0. Estudo imunohistoquímico

A maioria dos ependimomas apresenta positividade das suas células para PGA e é comum encontrar positividade focal para vimentina e S100 nestes tumores. Ocasionalmente, são também observadas áreas com positividade para a citoqueratina, EMA e nestina[55-57] . A positividade para o PGA é geralmente muito marcada ao nível das pseudorrosetas perivasculares e variável nas células dos tubos ependimários e das rosetas[58-59] .

5.0. Estudos citogenéticos e de biologia molecular

Após a descoberta do mapa genético, a biologia molecular desenvolveu um forte campo de estudo dos genes e da sua expressão fenotípica. Na última década foi possível estudar que para além dos 3 subtipos de ependimomas que a OMS nos expôs em 2007, existem 3 subtipos com caraterísticas, genéticas, epigenéticas e transcricionais diferentes desta classificação.[60-64] Foi demonstrado que dos ependimomas espinhais existem 2 tipos de ependimomas codificados geneticamente como grupo A (PFA), e grupo B (PFB), o grupo A ocorre mais frequentemente em doentes jovens com uma média de 20 anos, e principalmente no sexo masculino, o cerebelo estende-se mais lateralmente e na medula são mais excêntricos tem pior prognóstico e correspondem ao grupo III da OMS, sobrevida média de 5 anos, e a alteração cromossómica é geralmente no cromossoma 1q[65] . Comparativamente no grupo B existe uma grande instabilidade das aberrações cromossómicas, não sendo quase nunca o mesmo cromossoma que apresenta a aberração, ou seja, o grupo A é o oposto deste grupo[66-67] .

Existem também dois ácidos nucleicos presentes nestes tumores, a laminina alfa-2 (LAMA2) e o fator de crescimento epidérmico neural semelhante a 2 (NELL2), que podem estar presentes nos grupos A e B. Na maioria dos casos, verifica-se que o grupo A é positivo para LAMA2 e negativo para NELL2 e o grupo B é vice-versa.[68-69] Os estudos citogenéticos mostram geralmente alterações ao nível do cromossoma 22, sob a forma de monossomia, deleções ou translocações e, menos frequentemente, alterações ao nível de outros cromossomas, geralmente os cromossomas 9, 10, 13 e 17 70-72.

Do ponto de vista da genética molecular, foram descritas mutações do oncogene supressor NF2[62,73-76] localizado no cromossoma 22. Esta alteração é relativamente específica para os ependimomas da medula espinal, estando ausente nos ependimomas intracranianos[77-83] .

Ependimomas familiares

Embora raros, têm sido descritos casos de ependimomas em membros da mesma família e sem relação com outros quadros familiares, como a NF2[62] . Alguns deles foram totalmente assintomáticos, com coexistência de ependimomas intramedulares com neurinomas e com múltiplos ependimomas, tanto intramedulares como intracranianos[84,85] . O estudo citogenético de alguns destes ependimomas familiares mostrou uma população de células com monossomia do cromossoma 22[86] , sugerindo a possibilidade de que, nos raros casos de ependimomas familiares, a alteração de um gene tumoral oncosupressor localizado neste cromossoma[87-89] possa ter algum papel.

6.1 . Quadro clínico

A dor seguida de défice neurológico progressivo é a evolução clínica mais frequente nestes doentes. O tipo de dor e os défices específicos encontrados dependem principalmente da localização do tumor e da taxa de crescimento. Os sinais clínicos da maioria dos tumores reflectem um crescimento lento na maioria dos casos, cujas manifestações clínicas são variáveis e determinadas pela localização do tumor. O sinal do sino parece ser o único que aparece nas fases iniciais. Os sintomas iniciais são inespecíficos e podem progredir subtilmente. A duração dos sintomas antes do diagnóstico é geralmente de 2 a 3 anos. As neoplasias malignas ou metastáticas têm um curso clínico mais curto de semanas ou meses. Uma hemorragia intratumoral pode causar um evento[90-93] .

Dor axial.

Clinicamente, em 90% dos casos, aparece como sintoma de início uma dor local, a dor axial, que impede o doente de adormecer e que costuma aumentar com o decúbito. Por vezes, este sintoma mantém-se durante meses ou anos como a única sintomatologia e, mais tarde, acrescenta-se lenta e progressivamente um síndroma de lesão medular transversal. A dor unilateral no dermatoma radicular, que se agrava carateristicamente durante a noite, está associada a uma "dor central" profunda, mal localizada e ardente na coluna vertebral. Os tumores extramedulares causam dor radicular que se irradia para o dermatoma, aumenta com a tosse e pode haver hiperestesia, Síndrome Radicular[94] .

Perturbações sensíveis

Os tumores intramedulares têm origem na vizinhança do canal central e crescem centrifugamente, sendo as primeiras fibras afectadas as cruzes do feixe espinotalâmico, produzindo uma dissociação da sensibilidade epicrítica (dissociação siringomélica) 88-89. Os tumores extramedulares produzem habitualmente perda de sensibilidade nos dermátomos das raízes afectadas ou perda sensorial mais difusa no Síndrome de Brown-Sequard parcial ou completo. Os tumores que infiltram o cone medular ou o rabo-de-cavalo causam anestesia (sela) com diminuição da sensibilidade nas áreas perineal e genital.

Manifestações de disestesias nas extremidades são frequentes como sintoma inicial de tumores intrarraquidianos.[90-94]

Perturbações motoras

Os tumores intramedulares podem afetar as células das galhadas anteriores, produzindo alterações do neurónio motor inferior (fraqueza, atrofia, hiporreflexia) ao nível da lesão. Se o feixe corticoespinal descendente estiver envolvido, produz sintomas do neurónio motor superior (fraqueza, espasticidade, hiperreflexia) a níveis inferiores à lesão, síndrome mielopático. Os tumores extramedulares começam com fraqueza segmentar ao nível do tumor, progredindo para a síndrome de Brown-Sequard e, posteriormente, para a síndrome medular transversa, que produz espasticidade e perturbações da marcha [91-96].

Perturbações autonómicas

Todos os tumores da coluna vertebral podem causar alterações autonómicas da bexiga, do intestino e da função sexual. Os tumores do cone medular e do rabo-de-cavalo provocam sintomas mais precoces do que os que provocam a compreensão da medula espinal. Em raras ocasiões pode ocorrer uma síndrome de Claude-Bernard-Horner quando o tumor afecta C8-T2[97] .

Outros sintomas

Em 10% das crianças, certos tumores extramedulares podem produzir hipertensão endocraniana por hidrocefalia quando se localizam a qualquer nível, sendo mais frequente se forem cervicais altos. É provavelmente causada pela libertação da neoplasia de uma proteína com atividade oncótica para o líquido cefalorraquidiano e que altera o fluxo de absorção do líquido cefalorraquidiano. A ataxia da marcha sensível pode resultar da compressão da coluna posterior bilateral por tumores dorsais da linha média. Nas crianças: torcicolo nos tumores cervicais e escoliose nos tumores dorsais. Raramente podem provocar um Ictus relacionado com uma hemorragia intratumoral ou subaracnoideia.[93]

Foram descritas formas invulgares de início como hemorragia intratumoral em ependimomas de cavalinha, com dor aguda localizada na área do tumor e ciática[94] . Foram também descritas formas pouco frequentes de alterações esfincterianas de início. Os ependimomas localizados na parte central da medula, geralmente não produzem uma síndrome de Brown-Sequard mas originam uma síndrome de dissociação de sensibilidade, com afetação segmentar da sensibilidade térmica e dolorosa e manutenção da sensibilidade posicional, vibratória e tátil[98] .

Os tumores do colo do útero e do forame magno são frequentemente ventrais e produzem geralmente dor cervical, podendo haver rigidez do pescoço e uma postura anormal da cabeça. Quando há envolvimento das vias longas, a maioria dos tumores intradurais apresenta uma fraqueza segmentar motora unilateral inicial, que pode ser confundida com dor produzida por envolvimento discal. Os tumores dorsais não são fáceis de localizar; ao nível da afeção, a dor funicular e o défice motor são comuns. A dor radicular pode envolver 3 ou mais dermatomas. Os tractos corticoespinhais são facilmente vulneráveis, produzindo rigidez e fadiga precoces; a fraqueza começa geralmente nas zonas distais, especialmente na dorsiflexão do tornozelo e no primeiro artefacto do pé [99.]

Os ependimomas do cone ou filão medular, quase sempre do tipo mixopapilar e surgindo em jovens, representam uma entidade clínico-anatómica já descrita em 1932 por Kernohan[95] . Estreiam-se com um quadro de dor lombar localizada, por vezes com irradiação ciática, com um longo tempo de evolução até se efetuar o diagnóstico. [94-98] Quando nasce no filo e acomete as raízes do rabo-de-cavalo por compressão, o quadro doloroso pode predominar.[99-102] A presença de alterações da marcha, deformidades do pé cavo ou enurese numa criança que já tinha atingido um controlo adequado dos esfíncteres, associada a um quadro de dor lombar persistente deve fazer suspeitar. [103-105]

6.2 Ependimomas gigantes do rabo-de-cavalo

Os chamados ependimomas gigantes do rabo-de-cavalo são geralmente volumosos ependimomas mixopapilares do filo terminal[106] , que englobam as raízes desta região e que muitas vezes não podem ser completamente removidos. Nos que têm sido descritos são frequentes as sementeiras tumorais no espaço subaracnoideu, sobretudo em séries pediátricas e que podem ocorrer meses ou mesmo anos após a cirurgia[107-108] . Nestes ependimomas, por vezes só podem ser efectuadas ressecções parciais, estando indicada a aplicação de radioterapia após a cirurgia.[109-111]

6.3 Ependimomas ectópicos da região sacrococcígea

Em 1902[112,] Mallory fala da possível existência de ependimomas fora do Sistema Nervoso, mais tarde foram descritos ependimomas ectópicos em diferentes localizações, sendo a região sacrocoxigea uma das áreas onde estes tumores podem ser observados, quase sempre em localização subcutânea e sem relação com estruturas intratecais. Foram descritos menos de 100 casos, sem diferenças na sua incidência no sexo masculino ou feminino, e com uma idade compreendida entre os 10 meses e os 60 anos. Podem também ser encontrados à frente do sacro e no espaço retrocecal ou podem localizar-se no interior do sacro, e simular um cordoma desta localização[113] .

Surgem aquando da remoção de aparentes lipomas subcutâneos ou quistos pilonidais. Originam-se à custa de restos embrionários, a partir do chamado "vestígio coccígeo medular" que é uma pequena cavidade limitada por células ependimárias que durante o desenvolvimento embrionário estão presentes na porção mais caudal do tubo neural e que num determinado momento do desenvolvimento atingem a região cutânea da zona sacrococcígea[114] .Trata-se de ependimomas mixopapilares descritos com relativa frequência (30 %)[115-116] apresentam transformação maligna e disseminação metastática, vários anos após ressecções aparentemente totais, pelo que após a remoção cirúrgica se recomenda um seguimento evolutivo a longo prazo dos doentes.[117-124]

7.0. Investigação.

7.1 Estudos de neuroimagem

Radiografia simples da coluna vertebral

Além disso, podemos encontrar o sinal da escalopagem, que produz um aumento do diâmetro antero-posterior do canal vertebral, o alargamento da distância interpedicular (tumores extramedulares) ou o alargamento do forame, a escoliose e a retificação da coluna vertebral.[125]

Mielografia

É um exame invasivo que consiste na visualização radiológica do canal vertebral, através da injeção de uma substância de contraste por meio de uma punção lombar e/ou cisternal, atualmente em desuso.[126]

Tomografia Axial da Coluna Vertebral

É um exame radiológico não invasivo que nos permite determinar com maior qualidade a arquitetura óssea e os tumores extramedulares. Este exame pode ser associado a um mielograma (mieloTAC) com o qual podemos diagnosticar a natureza e a extensão do tumor, embora o estudo de eleição seja a RM. [127]

Ressonância magnética nuclear.

A ressonância magnética tornou-se o método de eleição para o estudo das lesões do canal raquidiano **Figuras 3-6**. Substituiu a mielografia, a TC e a TC pós-mielografia devido à sua maior resolução e capacidade de delimitação e caraterização das lesões. É também um método não invasivo que não utiliza radiação ionizante. A correta caraterização das lesões é de extrema importância no seu diagnóstico, prognóstico, tratamento e seguimento. Permite avaliar em pormenor as caraterísticas das lesões, tendo em conta a sua localização, extensão, comportamento nas diferentes sequências e após a injeção do material de contraste paramagnético, bem como as lesões associadas. Tudo isto permite o diagnóstico positivo e diferencial das lesões intra-araquidianas.

Com as diferentes sequências é possível observar as caraterísticas imagiológicas dos ependimomas, que tendem a ser isointensos em relação ao tecido medular em T1 e hiperintensos em T2. Após contraste, apresentam captação uniforme com bordas bem definidas e arredondadas. Podem apresentar áreas císticas ou necróticas no tumor, o que se associa a uma imagem heterogénea de captação de contraste. Na maioria dos casos observam-se quistos nas porções superior e inferior do tumor e a localização central na medula é também um fator importante a favor do diagnóstico de ependimoma.[127]

Os estudos de neuroimagem mostram por vezes um tumor de grandes dimensões que engloba as raízes do rabo-de-cavalo e ocupa todo o canal raquidiano, sendo válido o termo "ependimoma gigante do rabo-de-cavalo" já introduzido por Elsbergh em 1925[89-90] . Trata-se de um tumor intradural bem definido, com intensa captação de contraste e frequentemente com áreas quísticas e hemorrágicas (25 %)[130] .

7.2 Punção lombar

Não deve ser efectuado sem uma ressonância magnética prévia. Este exame permite efetuar um teste de Queckenstedt para determinar a permeabilidade do canal vertebral e determinar se existe um bloqueio. Permite também avaliar o líquido cefalorraquidiano e quantificar as células ependimárias através de estudos citológicos e da quantidade de proteínas.[131]

7.3 Eletrofisiologia.

A monitorização dos potenciais evocados antes e durante a remoção de tumores intramedulares reduz os riscos de morbilidade cirúrgica. Os dados fornecidos pela monitorização dos potenciais evocados somatossensoriais orientam-nos para o tipo e localização da lesão, possível défice motor pós-operatório ou, no pré-operatório, podemos determinar o grau de lesão já existente. A sua maior utilidade reside na identificação e correção de manobras de tração ou manipulação durante o procedimento cirúrgico, traduzidas por alterações nestes potenciais. Os potenciais evocados motores parecem ser mais importantes e obtêm-se resultados mais fiáveis através da estimulação transcortical e do registo epidural, o que nos pode ajudar a evitar manipulações perigosas, especialmente nas manobras de tração para dissecção anterior do tumor[132] .

8.0. Disseminação de tumores.

Foram descritos múltiplos casos de sementeiras metastáticas de ependimomas, tanto de tumores intracranianos para a coluna vertebral como destes últimos para o cérebro. Está provado que, até 15 anos após a cura, o primeiro apresenta novas metástases, apesar de ter recebido radioterapia.[133-136]

O aparecimento de metástases de neoplasias intradurais ao nível do neuro-eixo são geralmente produzidas por ependimomas do rabo-de-cavalo que, devido à sua localização, estão em contacto contínuo com o líquido cefalorraquidiano. As células tumorais podem desprender-se e circularmente contracorrente ou sedimentar, implantando-se ao longo das sinuosidades leptomeníngeas[137] Assim, os casos descritos correspondem a metástases do IV ventrículo, da convexidade cerebral, da superfície medular ou do fundo do saco dural.[138] Este facto explica-se porque a disseminação se origina através do espaço subaracnoideu e não por outras vias.[136-138]

Têm sido recolhidos casos de ependimomas de localização extraneural, quer na mama[139] , no coração, abdominais dentro de outras localizações, que não estão relacionados com o apêndice, mas que surgiram anos após o doente ter sido operado a um tumor ependimário. Foi recentemente comprovada a sua associação com outros tumores, mama, pâncreas, cólon, concomitantemente com ependimomas, a sua associação com neurofibromatose e o carácter hereditário da patologia com a sua presença em vários membros da mesma família.[140-144]

9.0. Tratamento dos ependimomas medulares

O tratamento dos ependimomas da medula espinal é essencialmente cirúrgico **Figuras 7-9**, com cura completa do doente após exérese total. É atualmente aceite que a radioterapia oferece um benefício adicional nos casos de exérese cirúrgica radical.[145-147]

9.1. Anatomia cirúrgica

As neoplasias raquimedulares podem ser ordenadas de acordo com a sua relação com a dura-máter, a medula espinal e a coluna vertebral: intradural-extramedular, intradural-intramedular e extradural. Embora os princípios da cirurgia sejam semelhantes, cada grupo apresenta caraterísticas anatómicas particulares que tornam o tratamento e a estratégia cirúrgica diferentes[148] .

9.1.1. Intradural - extramedular

A cirurgia neste tipo de tumor tem como objetivo a ressecção das lamelas, a flebectomia e a ressecção do resto do ligamento amarelo abaixo das porções mais mediais de ambas as lamelas. Procede-se à durotomia e à exposição do tumor com a sua ressecção cuidadosa, por fim a hemostase suave e o encerramento por plano[149]

Misra, em 2003, descreve três tipos de abordagens para o tratamento de tumores extramedulares intradurais que invadem os elementos ósseos. A primeira, ou tipo "A", envolve a ressecção de vários graus dos elementos posteriores sem interferir com a coluna anterior. A abordagem "B" elimina várias margens da coluna anterior, desde uma corporectomia até uma pequena janela através do corpo vertebral, enquanto o corredor tipo "C" inclui abordagens mistas anteriores e posteriores[150] .

9.1.2. Intradural-intramedular.

Embora o acesso medial seja o corredor cirúrgico mais enraizado para a exérese destes tumores, o conhecimento de outras alternativas anatómicas é a chave para o sucesso da ressecção. Na superfície dorsal medular existem três corredores anatómico-cirúrgicos. O primeiro é o póstero medial, que é padrão e envolve a dissecção do sulco medial posterior. O microscópio cirúrgico permite delimitar o sulco dorsal medial como uma depressão entre as veias espinhais posteriores que são geralmente muito tortuosas. Raso e muitas vezes distorcido pelo tumor, é fácil de confundir com o sulco póstero-lateral. Entre os dois encontra-se o cordão posterior, que a nível cervical é subdividido pelo sulco intermédio em dois fascículos, um interno ou fascículo de Goll e outro externo ou fascículo de Burdach[150] .

O segundo corredor ou dorsolateral localiza-se na zona de entrada das raízes posteriores, através do sulco posterolateral que se encontra a cerca de 3 mm da linha média. Excecionalmente, quando a lesão se localiza mais lateralmente, no quadrante posterolateral, e há extensão pial, pode ser utilizado um terceiro corredor. Nestes casos, a mielotomia deve ser efectuada entre dois pontos de acordo com o método dos "Dois Pontos" descrito por Neckrysh (2006)[151] : o primeiro ponto localiza-se no centro do tumor e o segundo é o ponto pial onde se verifica a maior alteração de cor. Não existem corredores anatómico-cirúrgicos na superfície ventral da medula. Nestes casos a abordagem cirúrgica representa um desafio técnico e dependerá do segmento medular afetado.[152-154] .

9.1.3. Extradural.

A abordagem cirúrgica mais comum para os tumores extradurais que afectam a coluna vertebral é a posterior. As vantagens desta abordagem são que pode ser estendida em qualquer direção, tem poucas complicações e permite instrumentação posterior. No entanto, apresenta claras desvantagens quando se localizam na zona vertebral anterior e lateral. Neste sentido, parece interessante referir dois sistemas de classificação, um baseado na anatomia regional e potenciais complicações descrito por Spitzer em 2004 e outro baseado na localização do tumor em relação à própria vértebra descrito por Boriani em 1997[155156.] para seccionar o anel fibroso. Permite também uma hemostase cuidadosa do plexo venoso epidural e a estabilização subsequente. [157].

9.2. Descrição da técnica cirúrgica geral

Apesar da sua localização intramedular, os avanços na coagulação bipolar, o aspirador ultrassónico e o microscópio cirúrgico permitem atualmente a excisão completa destes tumores sem lesão do tecido medular adjacente, tornando a cirurgia o tratamento mais eficaz para os ependimomas intramedulares. No entanto, as possibilidades de ressecção total são geralmente avaliadas durante a cirurgia, avaliando se existe ou não um limite claro entre o tumor e o tecido saudável adjacente[145-147] .

A posição sentada é a forma mais confortável de remover os ependimomas cervicais e cervicodorsais, e os ependimomas dorsais e dorsolombares podem ser removidos confortavelmente em decúbito lateral. No entanto, muitos cirurgiões preferem a posição prona para todas as localizações. Após uma laminectomia que deve ultrapassar os limites topográficos do tumor, é feita uma incisão longitudinal da dura-máter, na linha média, e os bordos da incisão dural são suturados lateralmente ao músculo ou apertados com fios de sutura que são fixados aos campos cirúrgicos com pontos de tração dural de pinças Halsted (mosquitos). Após exposição adequada da superfície dorsal da medula óssea, e já com o auxílio do microscópio cirúrgico, realiza-se uma mielotomia na linha média até se atingir o tumor. No caso dos ependimomas, o tumor é facilmente identificável pela sua cor cinzento-avermelhada, totalmente diferente da cor da medula espinhal[150] .

Uma vez visualizada a lesão e definida a sua extensão, realizam-se os pontos de piamadre para ampliar o campo cirúrgico e expor adequadamente a lesão. Nestas manobras, são efectuadas manobras suaves de dissecção lateral, evitando ao máximo a utilização do aspirador. Os bordos piais podem então ser também separados lateralmente através dos fios de sutura que são apertados com uma pinça Halsted, de modo a manter uma exposição adequada de toda a superfície tumoral.[151-153]

A partir deste momento, o aspirador ultrassónico pode ser utilizado para escavar a porção central do tumor, quando o temos, caso contrário, realiza-se a microdissecção com ampliação. Geralmente, a hemorragia intratumoral é mínima e, se necessário, é facilmente controlada com coagulação bipolar. Uma vez escavado o tumor, continua-se a dissecação do tumor em relação ao tecido medular, com o auxílio de dissectores, até à separação completa do tumor, que se vai retirando progressivamente mediante suaves manobras de tração, dissecação e coagulação das suas aderências ao tecido medular, tanto vascular como conjuntivo[154] .

Nesta técnica, é preferível não tentar a remoção completa do tumor com o aspirador de ultra-sons, uma vez que, nas fases finais da remoção do tumor, o aspirador de ultra-sons pode danificar o tecido medular saudável. Em todo o caso, deve ter-se em conta que, em geral, os ependimomas intramedulares apresentam na sua extremidade caudal um pequeno trato fibroso que os une ao tecido medular e que deve ser coagulado e seccionado para se poder proceder à remoção completa do tumor em bloco nas fases finais da exérese. Após verificação da perfeita hemostase do local cirúrgico, os bordos da mielotomia podem ser unidos com pontos finos de sutura aracnóidea, embora esta manobra não pareça influenciar o resultado cirúrgico, pelo que geralmente não é efectuada. A dura-máter deve ser fechada com pontos, e a sutura dural pode ser reforçada com selantes biológicos, como gel de fibrina, para evitar a possibilidade de fístulas liquóricas. De seguida, procede-se ao encerramento da laminectomia, de acordo com a técnica habitual.[158]

No caso dos ependimomas do cone e da cauda do cavalo, que normalmente nos são apresentados cirurgicamente como uma massa intramedular que se torna extrínseca, é necessário remover primeiro a porção extrínseca do tumor e depois a porção intramedular. Por vezes, estes tumores têm um tamanho muito grande, o que torna a cirurgia extraordinariamente difícil, especialmente devido ao risco.

O ependimoma pode lesionar as raízes do rabo-de-cavalo e, nestes casos, a remoção em bloco é praticamente impossível. Quando o ependimoma nasce no filo, e não tem um tamanho grande, identifica-se sempre uma porção do filo, sem envolvimento tumoral, entre o tumor e o cone medular.

9.3. **Radioterapia em ependimomas medulares**.

Embora tenha havido muito debate sobre a utilidade da radioterapia para os tumores intramedulares, não existem dados objectivos sobre a sua utilidade, sendo atualmente considerada desnecessária quando se procede a extirpações macroscopicamente completas.[158] Os ependimomas intramedulares têm uma agressividade biológica muito menor do que os ependimomas intracranianos. No entanto, nos casos de ependimomas com elevado grau de malignidade em que a radioterapia representa um tratamento útil após a cirurgia, a indicação é absoluta, mesmo quando o tumor é completamente ressecado. [160]

Assim, no caso dos ependimomas gigantes da região do filo terminal, em que geralmente não é possível a remoção completa, recomenda-se a radioterapia na área do tumor (50 Gy). O mesmo ocorre nos casos de disseminação subaracnóidea do tumor após a cirurgia. Nestes casos, quando a recidiva é localizada, também é válido propor uma nova intervenção cirúrgica antes da radioterapia, considerando logicamente a situação neurológica do paciente, o grau de ressecção do tumor que poderia ter sido feito na primeira cirurgia ou o tempo decorrido entre a cirurgia e o aparecimento da recidiva. Nos últimos anos determinou-se que apesar destes protocolos as escolas não estão de acordo, há algumas que dão sempre radioterapia à coluna mesmo quando o tumor é intracraniano devido ao elevado grau de sementeira/metástases na literatura, outras dão radioterapia à zona do tumor ou da recidiva, evitando a radionecrose secundária que poderia agravar o doente. Por último, já não se fala de um limite de idade para a radioterapia, mas sim que esta pode ser administrada em qualquer idade.[161]

Existem diferentes métodos de aplicação da radiação. A radiação de feixe externo é administrada cinco dias por semana durante seis semanas. A radioterapia de feixe conformacional é um tipo de radiação de feixe externo que molda os feixes de radiação à forma do tumor. A radiocirurgia é uma forma de administrar uma dose única elevada de radiação focada com precisão no tumor. É geralmente utilizada para ependimomas que voltam a crescer após a radiação[161] .

9.4. Quimioterapia

Atualmente, a utilização da quimioterapia é controversa, não existindo consenso quanto à sua eficácia. Não é claro se a utilização de quimioterapia no tratamento de doentes recentemente diagnosticados com ependimomas faz alguma diferença. Alguns tumores respondem ao tratamento durante algum tempo, enquanto outros continuam a crescer. A quimioterapia também pode ser utilizada para atrasar a radioterapia em bebés e crianças pequenas, ou para tratar tumores que cresceram após a radioterapia[162] . Os medicamentos de quimioterapia mais eficazes contra os ependimomas ainda não foram claramente determinados. Medicamentos como a cisplatina e a carboplatina podem reduzir o tamanho de cerca de metade dos ependimomas, mas não por muito tempo. A quimioterapia padrão, ou a quimioterapia experimental no âmbito de um ensaio clínico, é geralmente utilizada em doentes com tumores que voltam a crescer após a radiação[163] .

10.0. Morbilidade cirúrgica e prognóstico a longo prazo

O défice pós-operatório após a ressecção de um ependimoma intramedular está relacionado com o estado neurológico anterior à cirurgia, o grau de ressecção e o tipo histológico, que representa 5 %[164] . Por outro lado, a morbilidade cirúrgica pode ser elevada se se tratar de uma exérese de tumores infiltrantes, ou se forem intervencionados doentes em que já exista um défice motor grave antes da cirurgia, a não ser que existam quistos de tamanho significativo, intratumorais ou nas extremidades do tumor e que possam ser drenados com uma manipulação mínima do tecido medular adjacente[164] .

No caso dos ependimomas anaplásicos ou malignos, muito pouco frequentes ao nível da medula espinal, há que aceitar um pior prognóstico, podendo observar-se sementeiras à distância no seu percurso evolutivo ao longo do neuroeixo. O mesmo se passa com os ependimomas mixopapilares do filo que têm uma elevada taxa de sementeiras à distância. É de extrema importância identificar rapidamente os sintomas iniciais[165-166] . No entanto, o diagnóstico é muitas vezes difícil porque as caraterísticas clínicas destas lesões são muito variáveis. Como factores de prognóstico que têm sido estudados em algumas séries de ependimomas, destacam-se a idade e o grau de ressecção do tumor, a localização, o grau histológico e as taxas de proliferação e apoptose no tecido tumoral excisado [167-168]

CAPÍTULO 3

OBJECTIVOS

Geral:

Avaliar o comportamento dos doentes operados a ependimomas intra-araquidianos no Instituto de Neurologia e Neurocirurgia durante um período de 22 anos.

Específico:

Determinar as caraterísticas clínicas, imagiológicas e histopatológicas dos ependimomas intrarraquidianos.

2. Descrever a evolução clínica pós-cirúrgica dos ependimomas intrarraquidianos.

3. Caracterizar a origem primária e as disseminações/metástases dos ependimomas da coluna vertebral.

4. Associar as caraterísticas clínicas, imagiológicas, histopatológicas e cirúrgicas e a ocorrência de disseminação/metástases dos ependimomas intrarraquidianos.

CAPÍTULO 4

DOENTES E MÉTODOS

Foi efectuado um estudo descritivo e retrospetivo dos doentes operados a ependimomas intrarraquidianos no serviço de neurocirurgia do INN. Foi revista a base de dados do Departamento de Anatomia Patológica do Instituto de Neurologia e Neurocirurgia, nos períodos de 1990-2007 e 20092014 (22 anos), de forma a selecionar os doentes com este diagnóstico histopatológico.

Universo de estudo.

Durante este período, 56 doentes adultos e 3 crianças tiveram confirmação histopatológica.

Grupo de estudo.

Do universo de doentes com o diagnóstico de ependimoma intra-araquídeo, 47 foram incluídos no estudo por preencherem os critérios de inclusão.

Os critérios de inclusão foram:

- Doentes operados no INN ou por médicos da instituição noutros centros, com diagnóstico confirmado histopatologicamente de ependimoma intrarraquidiano.
- Pacientes com história clínica presente nos arquivos INN.
- Idade entre 19 e 80 anos aquando da cirurgia à coluna vertebral.
- Diagnóstico clínico com estudos de ressonância magnética pré e pós-cirúrgicos.

Os critérios de exclusão foram:

- Doentes operados noutros centros hospitalares, ou por médicos de outras instituições que não dispunham de registos médicos no instituto.

- Insuficiência de informação necessária nas histórias clínicas para completar o formulário de recolha de dados e, por conseguinte, a base de dados desta investigação.

Variáveis estudadas para a caraterização dos doentes.

- Dados demográficos (sexo e cor da pele)

- Clínicas

- Idade aquando do diagnóstico de ependimoma intratecal (anos).

- Forma de apresentação (síndrome mielopática, síndrome radicular e dor axial).

- Tempo de evolução (meses): desde o início dos sintomas até ao diagnóstico da doença.

- Envolvimento funcional pré e pós-operatório. A escala de Mc Cormick foi aplicada para avaliar em graus o estado neurológico do paciente no pré-cirúrgico e no pós-operatório nos primeiros 6 meses, foi considerada:

Pre- and post-operative functional involvement	McCormink Modified Functional Scale	
MILD	Grade I	Neurologically intact, wandering normally, may have minimal dysesthesia
	Grade II	Mild motor or sensory deficit, patient maintains functional independence
MODERATE	Grade III	Moderate deficit, limitation of function, independence with external help.
SEVERE	Grade	Severe motor or sensory deficit,

	IV	function limitation with independent patient.
	Grade V	Paraplegia or quadriplegia, fluctuating spontaneous movements.

Histológico

- Tipo histológico e grau OMS do ependimoma intrarraquidiano:

Grau I: Subependimoma e mixopapilar

Grau II: papilar, celular e tanatocístico.

Grau III: anaplásico

- Imagiologia: Foi efectuada uma ressonância magnética antes da cirurgia para definir:

- Localização da lesão

Segmento (cervical, cervico-dorsal, dorsal, dorsal-lombar, cone medular e filão terminal)

Intradural ou intramedular

- Extensão da lesão: (centímetros), também tomada como número de referência dos corpos vertebrais vizinhos

- Siringomielia (sim e não)

- Cirúrgico:

- Foi considerado o tipo de ressecção microcirúrgica A RM com contraste foi realizada após a cirurgia para avaliar o grau de ressecção tumoral dos doentes:

Total: não foi observada qualquer lesão tumoral em cativeiro na ressonância magnética.

Subtotal: quando se observam restos de tumor que se realçam com o contraste.

- Complicações pós-operatórias: são os eventos que se opõem à evolução favorável do paciente operado.

Sepsis da ferida cirúrgica

Instabilidade do segmento da coluna operada

Fístula do LCR

Meningite

- Evolução

- O estado funcional pré e pós-cirúrgico foi comparado de acordo com a escala de McCormick.

- Evolução clínica pós-operatória: considerada:

Favorável: melhoria clínica óbvia da incapacidade funcional pré-cirúrgica, evidenciada pela passagem na escala McCormick:

- Na categoria dos ligeiros de grau 2 a grau 1.
- Moderado (grau 3) a ligeiro (graus 2 a 1).
- Grave (graus 4 e 5) a Moderado
- Dentro da categoria grave de grau 5 a 4

Não favorável: Esta categoria incluiu doentes que não registaram qualquer melhoria na incapacidade funcional pré-cirúrgica, nem agravamento da sua condição clínica após a cirurgia, ou mesmo doentes com progressão da doença.

- Recidiva do tumor (Sim e Não).
- Acompanhamento clínico pós-operatório: (meses)
- Tratamento paliativo

Radioterapia

Quimioterapia

Radiação/quimioterapia

Variáveis estudadas para a caraterização dos doentes com disseminação.

- Localização do primeiro ependimoma: intracraniano, intrarraquidiano.
- Idade do diagnóstico do primeiro ependimoma (anos).
- Grau (segundo a OMS) e variante histológica do tumor primário e da disseminação/metástase.
- Período de divulgação (meses).
- Localização no canal medular
- Segmento: cervical, cervico-dorsal, dorsal, dorso-lombar, lombo-sacral

o Intradural, intramedular

Foi preenchida uma ficha de recolha de dados primários para todos os doentes (Anexo 1), retirada das histórias clínicas.

Operacionalização das variáveis.

Para atingir os objectivos propostos, foram tidas em conta as seguintes variáveis

Variáveis demográficas:

- Sexo: dicotómico (feminino e masculino)

<u>Variáveis clínicas:</u>

- Forma de apresentação: categórica.

- Tempo de evolução: contínuo (meses)

- Envolvimento funcional pré-cirúrgico: categórico.

- Idade: contínua (número de anos no momento do diagnóstico).

<u>Histológico.</u>

- Tipo histológico e grau OMS do ependimoma intrarraquidiano: categórico.

<u>Imagiologia</u>

- Localização da lesão:

- Segmento afetado: categórico

- Intradural ou intramedular: dicotómico

- Extensão da lesão: contínua (centímetros) e categórica (corpos vertebrais)

- Siringomielia: dicotómica

<u>Cirúrgico.</u>

- Tipo de ressecção microcirúrgica: categórica.

- Complicações pós-cirúrgicas: categóricas.

<u>Evolução</u>

- Evolução clínica pós-operatória: dicotómica.

- Recidiva do tumor: dicotómica.

- Acompanhamento clínico pós-operatório: contínuo (meses)

<u>Tratamento paliativo</u>

- Radioterapia: Dicotómico

- Quimioterapia: dicotómica

- Rádio/quimioterapia: dicotómico

<u>Variáveis estudadas para a caraterização dos doentes com disseminação.</u>

- Localização do primeiro ependimoma: dicotómica

- Idade do diagnóstico do primeiro ependimoma (anos): contínuo

- Grau (de acordo com a OMS) e variante histológica da disseminação/metástase: categórica

- Período de divulgação (meses): contínuo

- Localização no canal espinhal: categórica.

Procedimento de registo de dados:

Procedeu-se à construção da Base de Dados em Estatística onde foram recolhidos todos os resultados disponíveis para a investigação. Os dados foram analisados através de testes estatísticos considerando os possíveis vieses da pesquisa.

Análise estatística:

Os dados da população estudada foram recolhidos no Microsoft Excel, verificando-se que para cada variável registada não existiam valores extremos, inconsistentes ou perdidos. A análise estatística foi efectuada com recurso ao pacote estatístico Statistica v.6.0. Com o objetivo de descrever o comportamento das variáveis em estudo, foi analisada a sua normalidade. Foram calculados a média e o desvio padrão para as variáveis contínuas e a percentagem para as variáveis categóricas. Para definir associações entre variáveis categóricas foram utilizadas tabelas de contingência e o teste X2 (Qui-quadrado). O teste t de Student foi utilizado para comparar médias de variáveis contínuas. Trabalhámos com um nível de significância de 0,05.

Apresentação das informações:

Foram elaboradas Tabelas e Gráficos para melhor ilustrar os resultados obtidos, apresentando os valores de cada variável e a relação necessária para favorecer as análises individuais dos leitores. Os dados foram obtidos a partir do banco de dados, fonte primária de informações.

Procedimentos éticos:

O estudo foi realizado de acordo com a Declaração de Helsínquia, o Manual de Ética Médica e os regulamentos estatais em vigor na República de

Cuba. As informações recolhidas permanecerão anónimas e os dados pessoais dos pacientes não serão divulgados ou publicados em qualquer fase da investigação. O protocolo de investigação deste trabalho foi aprovado pelo comité científico e ético do INN.

CAPÍTULO 5

RESULTADOS

Nossa casuística foi composta por 47 pacientes com diagnóstico clínico, neuroimagem e histopatológico de ependimoma intra-araquídeo, que foram operados, sendo 27 (57,4%) do sexo masculino e 20 (42,6%) do sexo feminino. 68,1% dos pacientes eram de cor branca e 31,9% de cor mestiça.

A média da idade ao diagnóstico e do tempo de evolução da doença foi de 42,2 anos e 14,1 anos, respetivamente. Em ambos os casos não se registaram diferenças significativas entre homens e mulheres (p>0,05) (Tabela 1).

Tabela 1.   Distribuição dos pacientes por idade ao diagnóstico do ependimoma intra-araquídeo e tempo de evolução da doença por sexo.

Sex	Age at diagnosis of intrathecal ependymoma			Evolution time (months)		
	n	media ± DE	X^2/p	n	media (mín-máx)	X^2/p
Female	20	41.9 ± 16.8	33.02/0.27	19	13.8 (1-28)	20.19/0.44
Male	27	42.3 ± 15.2		28	14.4 (3-36)	

DE standard deviation

As caraterísticas clínicas dos pacientes estudados estão descritas na tabela 2. Das 3 formas de apresentação clínica, a síndrome radicular foi a mais frequente (51,1%).

Tabela 2.   Descrição da apresentação clínica dos pacientes estudados.

Clinical Presentation	n	%
Myelopathic syndrome	13	27.6
Radicular syndrome	24	51.1
Axial pain	10	21.3

O estudo histopatológico revelou um predomínio de ependimomas intrarraquidianos grau II em 26 doentes (55,3%), sendo o tipo histológico mais comum o ependimoma mixopapilar (34,0%) (Tabela 3).

Tabela 3. Distribuição dos pacientes de acordo com o tipo histológico e grau dos ependimomas segundo a OMS

Histopathological characteristics		
Histological Type (Degree)	n	%
Subependymoma (I)	2	4.2
Mixopapillary (I)	16	34.0
Papillary (II)	13	27.7
Cellular (II)	6	12.8
Tanakitic (II)	7	14.9
Anaplastic (III)	3	6.4
Total	47	100

O filo terminal foi o local mais frequente de localização do ependimoma, com 23 doentes (48,9%), seguido do segmento cervical com 15 indivíduos (31,9%). A localização da lesão em relação à medula espinhal foi classificada como intradural ou intramedular, sendo semelhante nos pacientes estudados (48,9% vs. 51,1%). O tamanho das lesões variou de 1 a 12 cm, com uma média de 5,1 cm, sendo que a lesão mais pequena era inferior a um corpo vertebral e a maior ocupava 7 corpos vertebrais. Apenas 17 (36,2%) apresentavam siringomielia, tendo sido todos diagnosticados por RM.

Tabela 4. Descrição das caraterísticas e da neuroimagem dos ependimomas intrarraquidianos.

Imaging Characteristics		
Spinal Column Segments	n	%
Cervical	15	31.9
Dorsal	5	10.7
Medullary cone	4	8.5
Filum terminal	23	48.9
Presence of syringomyelia		
Yes	17	36.2
No	30	63.8
Total	47	100
Extension (cm)	middle 5.1 (1 mín. - máx. 12)	

A Figura 1 mostra que existe uma associação entre o tipo histológico dos ependimomas intrarraquidianos e a localização no segmento da coluna vertebral. Os pacientes (n=15) com histologia mixopapilar corresponderam a uma localização no filo terminal, seguidos, por ordem de frequência, pelos ependimomas papilares na coluna cervical (X2=48,24, p=0,00002).

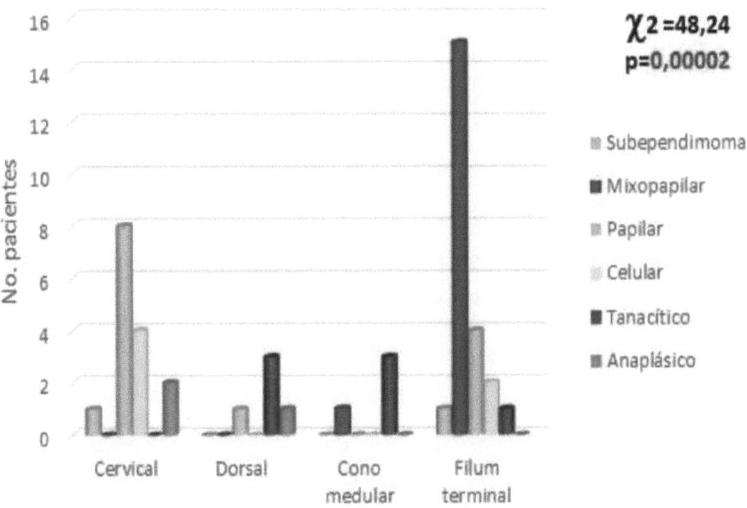

Figura 1: Associação do tipo histológico dos ependimomas intrarraquidianos com a localização no segmento da coluna vertebral.

A tabela apresenta os resultados do comprometimento funcional pré e pós-cirúrgico de acordo com a escala de McCormick onde a categoria moderada foi predominante com 25 pacientes para 53,2%, enquanto na categoria pós-cirúrgica foi leve com 49%. Oitenta e três por cento dos pacientes apresentaram melhora clínica. Embora a diferença entre estas variáveis não tenha sido estatisticamente significativa.

Tabela 5: Distribuição dos doentes de acordo com o envolvimento funcional pré e pós-cirúrgico utilizando a Escala de McCormick.

McCormick Scale	Pre-surgical		Post-surgical	
	n	%	n	%
Mild (Grades I and II)	11	23.4	23	48.9
Moderate (Grade III)	25	53.2	15	31.9
Severe (Grade IV and V)	11	23.4	9	19.2
Total	47	100	47	100

A Tabela 6 apresenta as caraterísticas do tipo de cirurgia realizada nos pacientes com ependimomas intracranianos. Observa-se que 51,1% dos indivíduos operados foram submetidos à ressecção total do tumor.

Tabela 6: Caraterísticas do tipo de cirurgia efectuada em doentes com ependimomas intra-arácidos.

Microsurgical Resection	n	%
Total resection	24	51.1
Subtotal resection	23	48.9

A variável evolução clínica pós-cirúrgica foi categorizada em favorável e desfavorável, e ficou evidente que não há relação entre
comprometimento funcional pré-operatório e evolução clínica pós-cirúrgica (p>0,05) (tabela 7).

Tabela 7: Distribuição dos pacientes de acordo com o comprometimento funcional pré-operatório e a evolução clínica pós-cirúrgica.

Functional affectation Pre-surgical	Post-operative clinical evolution				Total	
	Positive		No Positive			
	No.	%	No.	%	No.	%
Mild	10	21.3	1	2.1	11	23.4
Moderate	13	27.7	12	25.5	25	53.2
Severe	2	4.2	9	19.2	11	23.4
Total	25	53.2	22	46.8	47	100

$X2= 4.64, p=0.33$

No entanto, a tabela 8 analisa o grau de ressecção do ependimoma intrarraquidiano e a evolução clínica pós-cirúrgica, observando-se que existe uma associação entre estas variáveis estatisticamente significativa (p=0,03). Em 65,2% dos doentes que tiveram uma ressecção microcirúrgica total, a sua evolução foi favorável.

Tabela 8: Relação entre a ressecção cirúrgica e a evolução pós-cirúrgica.

Post-operative clinical evolution	Microsurgical Resection n (%)		Total
	Total	Subtotal	
Positive	17 (68.0)	8 (32.0)	25
No Positive	7 (31.8)	15 (68.2)	22
Total	24	23	47

$X^2= 4,77; p= 0.03$

As complicações pós-operatórias são apresentadas na Tabela 9. Mais da metade dos pacientes operados não apresentaram complicações (57,5%). 38,3% dos pacientes apresentaram alguma complicação após a cirurgia, sendo a mais frequente a fístula liquórica.

Tabela 9: Complicações pós-cirúrgicas

Post Qx Complications	n	%
Sepsis of the surgical wound	3	6.4
Instability	2	4.3
CSF fistula	9	19.1

CSF instability and fistula	2	4.3
CSF fistula and sepsis	1	2.1
Meningitis	1	2.1
Total	18	38.3

Post Qx: pós-cirúrgico.

O tempo médio de seguimento foi de 32 meses, com uma variação entre 6 e 48 meses, com exceção de 1 doente que faleceu um ano após a cirurgia.

A Figura 2 mostra a incidência de recidiva tumoral intra-araquidiana nos pacientes operados. Nos casos de ependimomas intrarraquidianos primários esta foi de apenas 25%, enquanto que nos doentes com disseminação/metástases a ocorrência de recidiva foi de 73,7%, reflectindo uma associação significativa entre estas variáveis.

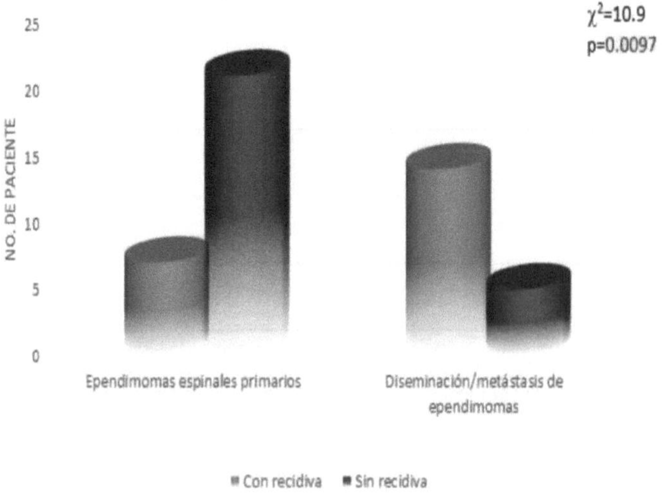

Figura 2. Relação entre a recorrência intratecal do tumor em pacientes com ependimoma espinhal primário e disseminação/metástase.

Não houve associação entre a ressecção cirúrgica e a recorrência local do tumor intratecal (2=3,01, p=0,22).

Ao relacionar a presença de ependimomas intracranianos com a disseminação, verificou-se que 89,5% dos casos com história de ependimomas intracranianos disseminaram/metástases. No entanto, 92,9% dos ráquis primários não apresentaram disseminação para outras localizações (tabela 10).

Tabela 10: Associação de ependimomas intracranianos e outros tumores fora do sistema nervoso central com disseminação/metástase intracraniana.

Presence of intracranial ependymomas and other tumors*.	Dissemination/ Intra-arachid metastasis, n(%)		Total
	Yes	No	
No	2 (7.1)	26 (92.9)	28
Yes	17 (89.5)	2 (10.5)*	19
Total	19	28	47

X2= 28.106, p = 0.00000, *Breast tumors

Apesar de todos os doentes incluídos no estudo terem sido submetidos a cirurgia, 44,6% foram tratados com tratamentos onco-específicos, dos quais 2 (4,3%) receberam quimioterapia, 14 (29,8%) radioterapia e 5 (10,6%) radioterapia combinada com quimioterapia. Essas terapias foram indicadas para pacientes com ependimomas primários e para aqueles que apresentavam recidivas e disseminação intra-aracnóidea ou fora do sistema nervoso central.

A Tabela 11 detalha as caraterísticas dos 19 (40,4%) pacientes que apresentaram ependimomas primários em outras localizações do neuroeixo considerando disseminação/metástase, dos quais 17 (89,5%) eram intracranianos e apenas 2 (10,5%) intracranianos. A maioria dos ependimomas intracranianos localizava-se especificamente no IV ventrículo (14) para 82,3%. A idade média aquando do diagnóstico foi de 39,7 ± 12,7 anos, com uma variação de idades entre os 4 e os 64 anos. Do ponto de vista histológico, predominou o grau II, dos quais o subtipo papilar (26,3%). O período de disseminação situou-se entre os 2 e os 180 meses, tendo sido encontrado um doente que metastizou aos 15 anos de idade. Dentro da localização das disseminações, a mais frequente foi a cervical e no que respeita à sua localização no canal raquidiano, predominaram as intramedulares. Tanto os ependimomas primários como as disseminações tinham o mesmo tipo histológico.

Tabela 11: Caraterísticas dos pacientes com ependimomas primários que fizeram disseminação intra-aracnídea.

Location of first ependymoma, n (%)	Intracranial		17 (89.5)
	Intrathecal		2 (10.5)
Specific location of intracranial ependymomas, n (%)	IV ventricle		14 (82.3)
	Lateral ventricle		1 (5.9)
	III ventricule		1 (5.9)
	Parieto-occipital		1 (5.9)
Age at diagnosis of first ependymoma, mean±DE (min-max)	39.7 ± 12.7 (4 – 64)		
Grade (according to WHO) and histological variant of primary tumour and dissemination/metastasis, n (%)	Grade I	Subependymoma	2 (10.5)
		Mixopapillary	1 (5.3)
		Papillary	5 (26.3)
	Grade II	Cell	4 (21.05)
		Thanathicic	4 (21.05)
	Grade III	Anaplastic	3 (15.8)
Period of dissemination (months) mean±DE (min-max)	39.9 ±.48.3 (2 – 180)		
Location of the dissemination/metastasis, n (%)	Cervical		10 (52.6)
	Cervico- dorsal		2 (10.5)
	Dorsal		1 (5.2)
	Back-lumbar		1 (5.2)
	Lumbo -sacral		5 (26.3)
Location in the spinal canal, n (%)	Intradural		3 (15.8)
	Intramedullary		16 (84.2)

CAPÍTULO 6

Os ependimomas têm tido um aumento progressivo no nosso país durante os últimos anos, com o consequente aumento de incapacidade e sequelas em adultos em idade ativa, o que tem motivado o crescente interesse sobre eles, e dentro destes os ependimomas intrarraquidianos têm demonstrado uma secção pouco estudada no nosso meio[2] .

No presente estudo, predominou o sexo masculino, com uma média de idade ao diagnóstico de 42,2 anos, resultado que coincide com a literatura revisada[8] .

Bostrom Azize[145] e colaboradores, num estudo de 2014 sobre 20 anos de experiência, investigaram retrospetivamente 70 doentes com tumores intrarraquidianos, dos quais mais de metade (39) eram ependimomas, com uma média de idade ao diagnóstico de 46,8 anos (intervalo 18-79 anos) e o sexo predominante foi o masculino.

Por outro lado, Fuentes[11] num estudo retrospetivo do ano de 2013 em Cuba de 26 pacientes analisados, o sexo feminino predominou (57,6%), sobre o masculino e as idades variaram entre 30-65 anos, com predomínio da faixa etária de 41-50 anos. Segundo o anuário estatístico[3] , a idade média dos tumores intrarraquidianos em Cuba foi de 44 anos com predomínio do sexo masculino.

Na presente investigação, o diagnóstico de ependimoma intrarraquidiano foi feito na maioria dos doentes antes dos dois anos de idade, com uma média de 14,1 meses, desde o início dos sintomas até à cirurgia. O tempo decorrido até o diagnóstico, em muitos casos, depende das manifestações neurológicas apresentadas pelos pacientes e da disponibilidade de exames de neuroimagem disponíveis na instituição que o atende. Alguns dos nossos casos são provenientes de províncias onde a RM não é realizada, razão pela qual o doente é enviado para o instituto, fator que influencia diretamente o atraso do diagnóstico e da cirurgia.

A duração da sintomatologia antes do diagnóstico tem vindo a diminuir progressivamente desde a introdução da RMN no diagnóstico da patologia da coluna vertebral. Assim, nos casos publicados até 1990, a duração dos sintomas era geralmente superior a 60 meses, tanto em adultos como em doentes pediátricos[94] . Nas séries posteriores a 1990, este período é significativamente reduzido para 12-36 meses[8] .

Em nossa casuística a apresentação clínica predominante foi a síndrome radicular com comprometimento funcional moderado, onde há déficit neurológico com limitação de funções, esses pacientes tiveram validação, mas necessitaram de ajuda externa (.grau III segundo Mc Cormick)[108] . Isto indica que o diagnóstico não foi feito precocemente, com o início dos sintomas, pois já apresentavam algum défice neurológico, coincidindo com um crescimento considerável do tumor. Os achados clínicos precoces no curso natural da doença são muitas vezes muito subtis e os atrasos no diagnóstico são comuns devido ao início insidioso dos sintomas, que por vezes são atribuídos a outras condições e o diagnóstico de tumores intra-araciais é ignorado.

Em 2014, Fontakopoulos[169] publicou um artigo no qual afirmava que, nos seus casos, o sintoma mais frequente era a dor radicular (70,5%), seguida de lombalgia (69,5%) e distúrbios urinários (19%). O diagnóstico dos ependimomas foi feito aos 8,7 meses (1-20 meses), concluindo que o diagnóstico em doentes com tumores intracranianos é relativamente tardio, uma vez que a taxa de crescimento tumoral é de 0,2 mm por ano[164] . Esse diagnóstico tardio implica em maior dano pós-cirúrgico, pois o tumor infiltra uma área maior de medula óssea sadia[1, 17] .

Trabalhos anteriores[94] relataram a presença de síndromes radiculares, que incluem dor, distúrbios esfincterianos e parestesia dos membros inferiores em doentes operados a ependimomas intrarraquidianos. A clínica do doente está intimamente relacionada com o grau de infiltração do tumor, o seu tamanho, a sua dimensão e a forma como é tratado. localização topográfica e o grau de malignidade, pois geralmente comportam-se como tumores com poucas manifestações neurológicas nas fases iniciais, e posteriormente o quadro agrava-se em relação à compressão que exercem sobre o tecido saudável e este por sua vez com a função que desempenha.

Em um estudo de 2013, Fuentes[8] investigou 26 pacientes com ependimomas espinhais. As manifestações sensitivas predominaram em 80,7%, seguidas em ordem de frequência pela dor local ou radicular em 15 pacientes (57,6%). Foi demonstrado que, na maioria dos casos, o quadro clínico precedeu o diagnóstico confirmatório em anos[105] .

Existem numerosas referências na literatura a diferentes formas de apresentação atípicas nos ependimomas[104,106] tais como: hemorragias intratumorais espontâneas ou traumáticas,[104, 107] hemorragias subaracnoides ou o desenvolvimento de hidrocefalia comunicante,[102] que podem estar relacionadas com microssalivações assintomáticas ou aumento das proteínas do LCR. Num dos nossos doentes foi diagnosticada uma forma pseudovascular com hemorragia tumoral, tendo surgido clinicamente uma síndrome mielopática, confirmada por RMN.

O diagnóstico imagiológico dos nossos doentes foi efectuado principalmente por RMN. O tamanho dos ependimomas variou de 1 a 12 cm (média de 5,1 cm). A lesão mais pequena era inferior ao tamanho de um corpo vertebral e a maior ocupava 7 corpos. Trinta e dois doentes foram também submetidos a tomografia computorizada. Em 7 deles, foi encontrada erosão da face posterior dos corpos vertebrais (sinal de scalloping) e aumento anterior posterior do canal, o que fala a favor de lesões com longo tempo de evolução com remodelação óssea. A baixa sensibilidade e especificidade da tomografia impediram o diagnóstico adequado das lesões da coluna vertebral por esta técnica. Nossos resultados coincidem com os encontrados por Gelabert,[8] o tamanho dos ependimomas variou de 1 a 14 cm com média de 4,6 cm. O sinal de scalloping foi encontrado por radiografia simples em 4 pacientes do seu estudo.

Do ponto de vista histopatológico, verificámos que o grupo mixopapilar ao nível do filão terminal foi o mais frequente. Por outro lado, o subtipo histológico menos frequente foi o subtipo anaplásico com localização dorsal. Estes resultados são semelhantes aos obtidos noutros estudos,[105,169] Gelabert-Gonzalez e Col.[8] em 2010 analisaram retrospetivamente 20 doentes com ependimomas do filo terminal tratados durante um período de 21 anos. Destes, 20 eram ependimomas mixopapilares (grau I) e um caso grau II. Yanni DS et al.132 apresentaram resultados semelhantes, concordando que no ráquis predominavam os ependimomas do tipo I e II, sendo os ependimomas mixopapilares do filão os mais frequentes[133] .

No seu estudo Norges e Col.[45] , numa apresentação de caso de 2012, refere que os ependimomas mixopapilares se localizam mais frequentemente no filo terminal. O primeiro a descrevê-los foi Kernoham em 1932[100] . Verificou-se que são raros em crianças[116] e nos adultos são quase exclusivos do filo terminal[115] . É referido que podem surgir nesta localização apesar de não existir apêndice por restos de células ependimárias da vida fetal que se mantêm activas e que têm codificação genética para desenvolver ependimomas[98] . Segundo Rezai, este tipo de ependimoma tem 3,6 vezes mais probabilidade de sofrer disseminação na ráquis do que os de grau superior[133] .

Os outros tipos histológicos estão distribuídos de tal forma que não têm um padrão específico de apresentação na medula cervical e dorsal[175] . A explicação para estes resultados não é conhecida com exatidão, afirmando-se que citogeneticamente estão relacionados com uma predisposição para desenvolver tumores por afetação de cromossomas como o 22, sob a forma de monossomias, deleções ou translocações; outros cromossomas afectados são o 9, 10, 13 e 17.[8, 164, 175] .

Safaee M e Col.[61] , nos anos de 1992-2012, efectuaram um estudo em 178 doentes com ependimomas intramedulares, 40% pertenciam ao Grupo II, 26% ao Grupo I e apenas 4% ao Grupo III.

Os ependimomas são tumores que se classificam, de acordo com a sua relação com a medula, em intramedulares e extramedulares. 44% dos ependimomas intradurais são intramedulares, acima do cone medular, e os restantes 56% surgem no cone medular, cauda equina e filum terminal. No nosso estudo os ependimomas intramedulares predominaram (51,1%) sobre os intradurais (48,9%), resultado que coincide com Davila e Col[99] que encontraram uma distribuição semelhante entre os tumores intradurais e intramedulares de aproximadamente 50%, uma vez que metade se localizavam intramedulares acima do cone e os restantes 50% surgem em relação ao cone medular, à cauda equina ou ao filum terminal.

A presença de siringomielia é um fator que nos indica que o tumor se localiza intramedularmente, apesar disso, comporta-se como um fator preditor de uma boa ressecção cirúrgica, uma vez que permite uma melhor dissecção da lesão, tentando danificar o menos possível a medula óssea sã, facilitando a sua ressecção[128-129] . Por outro lado, geralmente associadas à siringomielia, são descritas como estando relacionadas com a presença de quistos nos pólos do tumor, o que determina que a lesão possa ser completamente ressecada através de um plano subaracnoideu que se forma entre o tumor e a medula óssea, podendo trabalhar a lesão do lado saudável para o doente [11, 20, 44, 93.]

No entanto, o nosso estudo de caso mostra que não existe uma associação significativa entre a presença de siringomielia e a localização intradural ou intramedular dos ependimomas. A maioria destes tumores desenvolve-se no tecido neural, filo terminal, raízes nervosas ou meninges, ocupando espaço no compartimento intradural[93, 94] .

Wenzhi Wang[4] faz uma publicação onde avalia através de espetroscopia por RM a alta sensibilidade de pacientes com ependimomas do filo terem cistos associados nos pólos do tumor, bem como que ependimomas cervicais em quase 98 % apresentavam siringomielia associada (estes eram intramedulares) e tinham boa evolução pós-operatória.

O tratamento mais importante e eficaz para os ependimomas intrarraquidianos é a cirurgia. Atualmente, a magnificação, o aspirador ultrassónico e o laser são ferramentas que permitem uma ressecção total e menos danos na coluna vertebral. Nos nossos doentes a ressecção total foi realizada em 51,1% destes, o que se deve a diferentes razões, sendo uma delas a falta de aspirador ultrassónico e laser. Quando comparados com estudos internacionais, verifica-se que estes apresentam ressecção total em cerca de 70% dos doentes operados a ependimomas[97.98] , sendo especialmente relevante o tamanho do tumor e a relação com os nervos da cauda equina e o cone medular. A invasão tumoral do cone medular e da cauda equina dificulta a ressecção em bloco e está associada a uma maior taxa de recorrência. No entanto, mesmo com ressecções completas, também foram registadas recorrências de 4-29%[152,153] .

Em uma série de 2015[102,103] é citado que de 23 pacientes estudados 16 eram lesões encapsuladas, o que facilitou a ressecção total das lesões, geralmente se estendendo por mais de 3 níveis na coluna, 11 deles apresentaram disseminação pelo espaço subaracnóideo, e 9 apresentaram recidiva da lesão. 77,7% tiveram ressecção subtotal, com boa evolução pós-operatória, apesar de necessitarem de terapia adjuvante.

No seu estudo, Nelson[11] referiu que, dos 4 doentes com exérese subtotal, o grande volume tumoral foi o fator predisponente para não se conseguir a ressecção total. Com este tamanho considerável de tumor não foi possível obter claramente um plano de clivagem, houve um compromisso capsular, tecido neural muito marcado e durante a ressecção houve uma hemorragia incómoda. Os ependimomas que se expandem por vários níveis tendem a ter um crescimento em forma de saca-rolhas e obrigam a uma dissecção extensa para conseguir a ressecção total do tumor. A presença de cistos polares e siringomielia favoreceu a exérese total do tumor nos casos que estavam presentes. A ressecção fragmentada por pedaços é um fator predisponente de recidiva e metástases através dos espaços subaracnóides, pelo que o esforço é sempre dirigido para a dissecção tumoral preservando a cápsula do ependimoma.

A escala de McCormick[108] também foi utilizada em nosso estudo para avaliar o estado funcional pós-operatório dos pacientes. Após a cirurgia, 53,2% dos doentes tiveram uma evolução favorável do estado funcional, sendo significativo o facto de todos os doentes, exceto um com afetação funcional ligeira, terem evoluído favoravelmente, no entanto, à medida que o dano neurológico funcional foi maior, a evolução pós-cirúrgica foi menos favorável. É por esta razão que devemos insistir em fazer o diagnóstico desta doença nas fases iniciais em que ainda não existe lesão neurológica irreversível para que o prognóstico dos doentes seja favorável após a cirurgia.

Coincidindo com artigos recentes[123] , no presente estudo comparámos a evolução pós-cirúrgica de doentes operados com ressecção microcirúrgica e verificámos que os doentes com ressecção total apresentaram uma evolução favorável. Sabe-se que a ressecção total do tumor melhora o prognóstico pós-operatório, pois teria uma menor tendência à recidiva, sendo também fundamental para um bom prognóstico considerar o tamanho do tumor, que influencia o aparecimento de lesões cirúrgicas superadensadas[8] .

De um modo geral, a ressecção total do tumor é o fator mais frequentemente referido para avaliar o prognóstico em termos de recorrência local e de esperança de vida[159] .

É expetável que uma boa avaliação pré-operatória corresponda a um prognóstico pós-cirúrgico positivo; a evolução está também dependente das particularidades do procedimento cirúrgico, da localização e extensão da lesão. Outros autores também consideram de vital importância o diagnóstico prematuro e o tratamento agressivo dos tumores (ressecção total da lesão).

A cirurgia deve ser urgente quando os sintomas neurológicos têm uma progressão rápida. A morbilidade cirúrgica é expressa pela alteração do estado funcional neurológico. A maioria dos doentes aos 3-6 meses de pós-operatório melhora ou mantém o mesmo estado funcional. Os que não melhoram, ou até pioram, são aqueles que tinham um défice neurológico mais grave no pré-operatório. [160]

Na maioria das séries consultadas, a recuperação do défice que existia antes da cirurgia é conseguida num período de 6 meses, embora possa demorar um ano, o que coincidiu com a nossa investigação. É um facto em toda a literatura consultada que os sintomas revertem dependendo do estado neurológico prévio e do tempo decorrido até ao diagnóstico. [98] No entanto, a ressecção total do tumor é o fator mais frequentemente referido na avaliação do prognóstico em termos de recidiva local e de esperança de vida. [158]

As complicações dos doentes são um indicador de resultados que corresponde a múltiplos factores pré, trans e pós-operatórios. Dos casos estudados, verificou-se que a maior percentagem não teve complicações. A complicação mais frequente nos nossos doentes foi a fístula liquórica, que esteve relacionada com o encerramento da dura-máter. Não houve necessidade de reintervenção para correção da fístula.

Um estudo efectuado em 2013 descreve que a presença de fístulas e a sépsis cirúrgica se comportaram da mesma forma[11] . De um modo geral, as complicações pós-operatórias nos ependimomas não são geralmente impossíveis e raramente deixam sequelas permanentes, que são rapidamente recuperadas com reabilitação[174] . Diz-se que estão relacionadas com a lesão vascular das artérias espinhais posteriores e com o edema provocado pela cirurgia. A zona mais afetada é a torácica, devido à falta de vascularização. Halvorsen et al. revelam que a alteração da propriocepção devido à disfunção da coluna posterior é a principal complicação que aparece na sua série imediatamente após a cirurgia e é secundária à mielotomia[162] .

Os tumores primários do SNC que metastizam mais frequentemente no espaço subaracnoideu são o Meduloblastoma 48%, o Glioblastoma 14%, o Ependimoma 12%, o Oligodendroglioma 12% (1). As neoplasias fora do neuroeixo que metastizam mais frequentemente neste espaço são o cancro do pulmão, o cancro da mama, o melanoma e as neoplasias hemopoiéticas. A idade de apresentação é muito variável consoante a neoplasia primária.[183]

Um facto interessante da nossa investigação é que um número significativo de casos de ependimomas intracranianos estudados resultou em disseminação/metástases de tumores intracranianos para a coluna vertebral. Os ependimomas intracranianos localizavam-se maioritariamente ao nível do IV ventrículo. Foram muito poucos os ependimomas que se disseminaram dentro do mesmo canal e houve mesmo um caso que se estendeu aos tecidos moles do sacro. Alguns deles eram disseminações tumorais coincidentes que, por sua vez, recidivaram após serem ressecados. Em duas mulheres, os tumores estavam associados a tumores da mamã.

Alshaya[15] num artigo publicado em 2015 com revisão da literatura descreve a evolução de um menino de 4 anos operado a ependimoma grau II do IV ventrículo com ressecção total da lesão. Fez múltiplas metástases leptomeníngeas e parenquimatosas supratentoriais a primeira das quais diagnosticada tardiamente aos 8 anos e a última 15 anos após a primeira cirurgia. Não se registou recidiva local do ependimoma do IV ventrículo. Na nossa casuística, apesar de terem sido estudados adultos, verificou-se que dois dos casos estudados eram crianças com 4 e 9 anos de idade quando lhes foi diagnosticado ependimoma primário (grau II) do IV ventrículo, que foram submetidos a ressecção total do tumor sem recidiva local. Ambos os doentes apresentaram disseminação/metástases para a coluna vertebral aos 15 e 10 anos, respetivamente.

Num estudo de 10 anos Pencovich[139] refere-nos que através de um estudo retrospetivo em 3 centros internacionais em que foram estudados os casos de disseminação, verificou-se que apesar do grau histológico os ependimomas metastizam várias zonas com predileção como é o caso dos ependimomas mixopapilares que têm uma elevada incidência de metastizar as partes moles sacrais, bem como os dos ependimomas do IV ventrículo que geralmente disseminam para a junção cranioespinhal; Outro dado significativo que nos dá é sobre o tempo de evolução dos casos que metastizam, referindo que em qualquer um dos subtipos que as disseminações apresentam, o grau de ressecção da lesão total, associado à terapêutica adjuvante são a única medida que permite a estes doentes sobreviverem mais tempo, o que nos alerta para o seguimento adequado dos doentes operados a ependimomas intracranianos e intracranianos, devido à possibilidade que têm de recidivar e/ou disseminar, precoce ou tardiamente. No nosso estudo encontrámos 19 casos de disseminação/metástases, dos quais 17 eram do crânio e apenas 2 da coluna vertebral, em que o grau II foi o tipo histológico mais frequente, coincidindo com a literatura[136-139] .

Num estudo de Zachaaroulis[22] sobre o potencial que os ependimomas têm de metastizar para outros níveis e de estarem associados ao aparecimento de outros tumores, falamos de tumores da mama, pâncreas, rim que não estão relacionados com o ependimo. Aqueles que apareceram anos depois de o doente ter sido operado a um tumor ependimário.

McGarvey[87] et al. descobriram que a neurofibromatose tipo 2 (NF2) está associada ao carácter hereditário dos ependimomas intrarraquidianos e pode ser encontrada em vários membros da mesma família. [129,134].

Argyropoulou[105] comenta, por outro lado, que os ependimomas do rabo-de-cavalo, pela sua localização em contacto contínuo com o líquido cefalorraquidiano, são os que fazem semeaduras a outros níveis[132] . As células tumorais podem desprender-se e circular contra a corrente ou sedimentar, implantando-se ao longo das sinuosidades leptomeníngeas. Assim, os casos descritos correspondem a metástases do IV ventrículo, convexidade cerebral, superfície medular ou fundo de saco dural libertam células que circulam pelo espaço subaracnoideu e se semeiam em diferentes localizações do[135] neuroeixo, o ependimoma mixopapilar de partes moles ou subcutâneas sacrococcígeas representa um subgrupo diferente, com alguns casos histológicos de papilaridade. Destes, foram publicados mais de 60 casos. É mais frequente em crianças e adultos jovens, com uma faixa etária que varia entre os 2 meses e os 67 anos, não havendo uma clara predisposição por sexo. Acredita-se que surgem a partir do vestígio medular coccígeo, uma cavidade coberta por um apêndice que constitui um remanescente da porção caudal do tubo neural. Esta teoria é apoiada por Bale, que encontrou vestígios ependimários coccígeos em 10 de 15 necropsias aleatórias de recém-nascidos[141-143] . O seu crescimento é geralmente muito lento, passando despercebido como uma massa assintomática e sendo clinicamente mal diagnosticado como seio pilonidal, mielomeningocele ou hemangioma. Os ependimomas confinados ao sistema nervoso metastizam invulgarmente fora do canal medular. No entanto, os ependimomas dos tecidos moles apresentam metástases à distância mais frequentemente do que os ependimomas meníngeos, um fenómeno frequentemente atribuído ao fácil acesso do tumor aos vasos linfático-sanguíneos. Foram documentadas metástases para o pulmão, pleura, osso e gânglios da virilha.[144]

Foram descritos vários casos de semeadura metastática de tumores, quer de tumores intracranianos para a coluna vertebral, quer desta para o cérebro[141-143] , não sendo infrequente a sua apresentação nos últimos anos, provando que até 15 anos após a cura se apresenta a primeira metástase apesar de ter recebido radioterapia [144].

São Sonnel e[57] que referem que os ependimomas confinados ao sistema nervoso metastizam invulgarmente para fora do canal medular. No entanto, os ependimomas de tecidos moles apresentam metástases à distância mais frequentemente do que os ependimomas meníngeos, um fenómeno frequentemente atribuído ao fácil acesso do tumor aos vasos linfático-sanguíneos. Foram documentadas metástases para o pulmão, pleura, osso e gânglios inguinais. No nosso grupo, a disseminação crânio-espinhal foi mais frequente do que dentro do mesmo canal, demonstrando a tendência dos ependimomas para se disseminarem dentro do sistema nervoso, especialmente os intracranianos.

Por fim, queremos propor que os ependimomas ectópicos da região sacrococcígea possam ser tratados como extensões de ependimomas do filum que fizeram extensões para as partes moles, se nos basearmos na sua anatomia, tal como referido por Goyenechea[181] no seu livro, que nos refere que o filum é composto por 2 camadas, mede 2 mm de espessura e está disposto na parte de trás dos corpos vertebrais até à região do sacro, na qual sai através de orifícios para as partes moles,

O tratamento paliativo recebido pelos doentes investigados foi a quimioterapia, a radioterapia ou a quimio-radioterapia, que foi aplicada a doentes com ressecção parcial do tumor, recidiva do tumor e disseminação. Essas terapias onco-específicas foram aplicadas justamente para evitar recidivas e/ou disseminação dos ependimomas, mas em muitos deles a doença não foi controlada.

O papel da radioterapia é controverso. Naruse[58] , numa revisão de 131 casos de ependimomas mixopapilares, não encontrou diferenças importantes entre os casos irradiados e não irradiados após ressecção completa ou incompleta. No entanto, numerosas séries sugerem que a radiação é o tratamento indicado nos casos de ressecções incompletas, devido à elevada taxa de recorrências[169] .

Numa revisão dos ependimomas medulares tratados na Clínica Mayo[170] todos, independentemente do grau de ressecção, foram submetidos a radioterapia com doses entre 40 e 59 Gy; aos 5 anos, o controlo local dos doentes que receberam mais de 50 Gy foi de 100%, sendo de 67% nos que receberam menos de 50 Gy, concluindo-se que existe uma relação direta entre a dose administrada e o controlo tumoral. Pelo contrário, alguns estudos não conseguem estabelecer uma relação dose-resposta para o controlo tumoral, embora nos tumores com menos de 6 cm, o controlo tumoral seja melhor do que naqueles que não o são, para os mais idosos, a sobrevivência livre de progressão é de 92% versus 58% aos 10 anos[58] .

Doses superiores a 55 Gy aumentam significativamente o risco de mielopatia, pelo que na maioria dos centros são utilizadas doses inferiores a este valor. Embora os tumores mixopapilares sejam de baixo grau[167] , não é raro que se disseminem no neuroeixo, tanto a nível espinal como cerebral, o que pode por vezes exigir radioterapia cranioespinal.

CAPÍTULO 7

CONCLUSÕES

1. Com um diagnóstico tardio de ependimomas intrarraquidianos, é provável que se encontre uma síndrome radicular com incapacidade funcional de grau II nestes doentes.

2. Nos ependimomas intrarraquidianos, o tipo mixopapilar localizado no filão terminal é mais frequente.

3. A associação entre ressecção total e evolução clínica pós-cirúrgica favorável parece ser independente da localização do ependimoma no canal vertebral e da presença de siringomielia.

4. As disseminações são raras quando a origem do tumor é um ependimoma intrarraquidiano primário. Mas se forem encontradas, não parecem estar relacionadas com a ressecção total do tumor.

5. A maioria dos ependimomas intracranianos primários tem origem no IV ventrículo. As suas disseminações localizam-se na região cervical.

6. O conhecimento da origem do tumor e a evolução pré e pós-cirúrgica adequada podem evitar o aparecimento de disseminação/metástases.

CAPÍTULO 8

RECOMENDAÇÕES

1. Conceber um protocolo de ação para os ependimomas intrarraquidianos, no âmbito do qual seja elaborada uma política de ação coerente que inclua o exame completo do neroeixo, a punção lombar e estudos imuno-histoquímicos.

2. Dar continuidade a este estudo, incluindo a análise citogenética.

Bibliografia:

1. Campos Gutierrez JM, Vaquero Crespo J. Tumores Raquimedulares [Internet]. Espana: Editorial Universitaria Ramon Areces; 2007 [citado 2 de octubre de 2015].

2. Jemal A, Bray F, Center M, Ferlay J, Ward E, Forman D. Estatísticas globais do cancro. CA: A Cancer Journal for Clinicians 2011; 61:69-90.

3. Anuario Estad^stico de Salud 2012. Ministério da Saúde Pública. Direção Nacional de Registos de Saúde.

4. Wang W, Hu Y, Lu P, Li Y, Chen Y, Tian M, Yu L. Evaluation of the Diagnostic Performance of Magnetic Resonance Spectroscopy in Brain Tumors (Avaliação do Desempenho Diagnóstico da Espectroscopia de Ressonância Magnética em Tumores Cerebrais): Uma Revisão Sistemática e Meta-Análise. PLOS ONE; 2014 | Volume 9 | Edição 11 | e112577

5. Kocka Z, et al. Ependimomas da medula espinal em adultos: análise de 15 casos. J Exp Clin Cancer Res. 2004; 23(2): 201-6.

6. Instituto Nacional do Cancro dos Institutos Nacionais de Saúde. Clasificacion histopatologico de los tumores ependimarios infantiles. [Internet].2014 [cited 2014 Feb]. Disponível em: http://www.cancer.gov/espanol/pdq/tratamiento/ependimomainfantil/Heal thProfessional/page2

7. Terapor PE, et al. Patologia dos ependimomas espinhais: uma experiência institucional ao longo de 25 anos em 134 pacientes. Neurosurgery. 2013; 73: 24755.

8. Gelabert-Gonzalez M y otros. Ependimomas del filum terminal. Analisis de 20 casos consecutivos.Neurocirugia (Astur). 2010; 21(5):381-9.

9. Kochbati L, et al. Primary intramedullary ependymomas: retrospective study of 16 cases. Cancer Radiother. 2003; 7(1): 17-21.

10. Recarte Rico M, Roman de Aragon M, Sanchez-Molero Perez SM, Sancho Sauco J. Analisis descriptivo y de la supervivencia del ependimoma en la comunidad de Madrid. [Internet]. Universidad Complutense de Madrid; 2009. Disponível em: http://pendientedemigracion.ucm.es/info/dosis/Preventiva/jor xv/m45.pd f

11. Fuentes Rodriguez N y otros.Presentacion y evolucion de 26 pacientes con ependimoma espinal que recibieron tratamiento microquirurgico en el Instituto

de Neurologia y Neurocirug^a (Cuba).Rev Cubana Neurol Neurocir. 2013; 3(2):145-51.

12. Gil-Salu JL, Dominguez-Pascual I, Perez-Requena.Ependimoma. Crit Rev Oncol Hematol. 2007; 63: 81-89.

13. Antony R, Wong Ke, Patel M, et al. Uma análise restrospectiva do ependimoma intracraniano recorrente. Pediatr Blood Cancer. 2014; 61:1195-01.

14. Lendon RE, Wiestler OD, Kros JM, Korshunov A, Ng HK. Ependymal tumours. In: Louis DN, Ohgaki H, Weistler OD, Cavenee WK editores. Classificação da OMS para os tumores do sistema nervoso central 4th ed.Lyon: IARC Press; 2007. p. 74-80.

15. Alshaya W, Mehta V, Wilson BA, Chafe S, Aronyk KE, Lu J-Q. Ependimoma de baixo grau com metástase tardia: estudo de caso de autópsia e revisão da literatura. Childs Nerv Syst. septiembre de 2015;31(9):1565-72.

16. Shrivastava RK, Epstein FJ, Perin NI, Post KD, Jallo GI. Intramedullary spinal cord tumors in patients olderthan 50 years of age: management and outcome analysis. J Neurosurg Spine. 2005; 2: 249-55.

17. Lee J, Parsa AT, Ames CP, McCormick PC. Clinical management of intramedullary spinal ependymomas in adults. Neurosurg Clin N Am. 2006; 17: 21-27.

18. Lin YH, Huang CI, Wong TT, Chen MH, Shiau CY, Wang LW, et al. Tratamento de ependimomas da medula espinhal por cirurgia com ou sem radioterapia pós-operatória. J Neuro-Oncol. 2005; 71:205-10.

19. Peker S, Ozgen S, Ozek MM, Pamir MN. Surgical treatment of intramedullary spinal cord ependymomas: can outcome be predicted by tumor parameters? J Spinal Disord Tech. 2004; 17: 516-21.

20. Sandalcioglu IE, Gasser T, Asgari S, Lazorisak A, Engelhorn T, Egelhof T, et al. Functional outcome after surgical treatment of intramedullary spinal cord tumors: experience with 78 patients. Spinal Cord. 2005; 43: 34-41.

21. Ernestus RI, Wilcke O. Spinal metastases of intracranial ependymomas. Quatro relatos de casos e revisão da literatura. Neurosurg Rev. 1990; 13:147-54.

22. Zacharoulis S, Ji L, Pollack IF et al. Metastatic ependymoma: a multi-institutional retrospective analysis of prognostic factors. Pediatr Blood Cancer.

2008; 50:231-35.

23. Fassett DR, Schmidt MH. Lumosacral ependymomas: a review of the management of intradural and extradural tumors. Neurosurg Focus.2003; 15(5):13.

24. Hanbali F, et al. Spinal cord ependymoma: radical surgical resection and outcome. Neurosurgery. 2002; 51(5):1162-72.

25. Campen CJ, Graham Fisher P. Ependymoma: An Overview, M.A. Hayat (ed.), Tumors of the Central Nervous System, Volume 8, 269.DOI 10.1007/978-94-007-4213-0_26, © Springer Science+Business Media B.V. 2012.

26. CBTRUS (2010) Relatório estatístico do CBTRUS: Primary Brain and Central Nervous System Tumors Diagnosed in the United States in 2004-2006 (Tumores primários do cérebro e do sistema nervoso central diagnosticados nos Estados Unidos em 2004-2006). Fonte: Registo Central de Tumores Cerebrais dos Estados Unidos, Hinsdale, IL.

27. McLendon RE, Weistler OD, Kros JM, Korshunov A, Ng HK. WHO Classification of Tumors of the Central Nervous System (Classificação da OMS para os tumores do sistema nervoso central). Lyon: Agência Internacional de Investigação do Cancro (IARC); 2007.

28. Goodrich JT: History of spine surgery in the ancient and medieval worlds (História da cirurgia da coluna vertebral nos mundos antigo e medieval). Neurosurg Focus. 2004; 16 (2):1-13.

29. Markham JW. Surgery of the Spinal Cord and Vertebral Column (Cirurgia da Medula Espinhal e da Coluna Vertebral). En: Walker AE, editores. A history of neurological surgery. Baltimore: Williams and Wilkins; 1951. p. 564.

30. Mendoza-Vega J: Lecciones de la historia de la medicina. Bogotá: Editorial Universidad del Rosario, 2003.

31. Naderi S, Ture U, Pait G: História da localização da medula espinhal. Neurosurg Focus. 2004; 16 (16):1-3.

32. Louis DN, Ohgaki H, Wiestler OD, et al. The 2007 WHO classification of tumours of the central nervous system. Ata Neuropathol. 2007; 114:97109.

33. Dulai MS, Caccamo DV, Briley AL, Edwards MS, Fisher PG, Lehman NL. (2010) Ependimoma papilar intramedular com diferenciação do plexo coroide e disseminação do líquido cefalorraquidiano para o cérebro. J Neurosurg Pediatr. 2010; 5:511-17.

34. Langford LA, Barre GM. Tanycytic ependymoma. Ultrastruct Pathol. 1997; 21: 135-42.

35. Du J, Zhou XJ, Tang QQ, Ma HH, Zhou HB, Wang JD, et al. Tanycytic ependymoma: two case reports and review of the literature. Comp Clin Pathol .2009; 18:449-53.

36. Agarwal S, Stevenson ME, Sughrue ME, Wartchow EP, Mierau GW, Fung K-M. Features of intraventricular tanycytic ependymoma: report of a case and review of literature. Int J Clin Exp Pathol. 2014; 7(6):3399- 407.

37. Kawano N, Yagishita S, Oka H, Utsuki S, Kobayashi I, Suzuki S,et al. Spinal tanycytic ependymomas. Ata Neuropathol. 2001; 101: 43-8.

38. Krisht KM, Schmidt MH. Tanycytic ependymoma: a challenging histological diagnosis. Case Rep Neurol Med. 2013; 2013:170791.

39. Ito T, Ozaki Y, Nakamura H, Tanaka S, Nagashima K. Um caso de ependimoma tanicítico com origem no hemisfério cerebral. Brain Tumor Pathol. 2006; 23:91-5.

40. Arvanitis LD, Gattuso P e Nag S. Um homem de 40 anos com um tumor intraventricular. Brain Pathology. 2013; 23:359-60.

41. Zhang S, Wang X, Zhang Z, Chen Y. Tanycytic ependymoma arising from the right lateral ventricle: Um relato de caso e revisão da literatura. Neuropathology. 2008; 28: 427-32.

42. Agarwal S, Stevenson ME, Sughrue ME, Wartchow EP, Mierau GW, Fung K-M. Caraterísticas do ependimoma tanicítico intraventricular: relato de um caso e revisão da literatura. Int J Clin Exp Pathol. 2014; 7(6):3399- 407.

43. Fouladi M, Helton K, Dalton J, et al. Clear cell ependymoma: a clinicopathologic and radiographic analysis of 10 patients. Cancer.2003; 98:2232-44.

44. Stephen JH, Sievert AJ, Madsen PJ, Judkins AR, Resnick AC, Storm PB, et al. Ependimomas da medula espinhal e ependimomas mixopapilares nas primeiras 2 décadas de vida: uma caraterização clinicopatológica e imunohistoquímica de 19 casos. J Neurosurg Pediatr. junio de 2012; 9(6):646-53.

1. Santiesteban-Velazquez NJ y otros. Ependimoma mixopapilar: relato de um caso a forma de reca^das e remisiones. Rev Cubana Neurol Neurocir. 2012; 2(1):40-42.

46. Fabra-Noguera A, Herrero Vicari V, Sabate Cintas V. Ependimoma mixopapilar. Butlleti (Castellano). 2010;28(3)

47. Martinez-Suarez JE y otros.Ependimoma mixopapilardorsolumbar. Reporte de un case. Rev Chil Neurocirug^a. 2011; 36(6): 69-71.

48. Noguera Fabra A, Vicario Herrero V, Sabate Cintas V. (2010) "Ependimoma mixopapilar" Butlletj: Vol. 28: Iss.3, Artigo 4.

49. Disponível em: http://pub.bsalut.net/butlleti/vol28/iss3/4

50. Guppy KH, Hou L, Moes GS, Sahrakar K. Spinal intradural, extremedular anaplastic ependymoma com um componente extradural: Relato de caso e revisão da literatura. Surg Neurol Int. 2011; 2:119.

51. Nakamura M, Ishii K, Watanabe K, et al. Long-term surgical outcomes for myxopapillary ependymomas of the cauda equina. Spine. 2009; 34.

52. Hentschel SJ, McCutcheon IE, Ginsberg L, Weinberg JS. Exophytic ependymomas of the spinal cord. Ata Neurochir. 2004; 146:1047-50.

53. Stavale JN, de Cassia Caldas Pessoa R, Ansai R, Onishi FJ, de Paiva Neto MA, et al. Ependimoma extremedular intradural multifocal. Relato de caso. J Neurosurg Spine. enero de 2011; 14(1):65-70.

54. Kinsman MJ, Callahan JD, Hattab EM, Cohen-Gadol AA. Extramedullary spinal ependymoma: a diagnostic challenge and review of the literature. Clin Neurol Neurosurg. 2011; 113:661-64.

55. Orozco LD, Tiel RL. Exophytic ependymoma of the thoracic spine. J Clin Neurosci. 2011; 18:1262-64.

56. Payer M, Yonekawa Y, Imhof HG. Solitary thoracic intradural extramedullary ependymoma. J Clin Neurosci. 1999; 6:344-45.

57. Sonneland PR, Scheithauer BW, Onofrio BM. Myxopapillary ependymoma. A clinicopathologic and immunocytochemical study of 77 cases. Cancer. 1985; 56:883-93.

58. Naruse, T., Matsuyama, Y., Ishiguro, N.: Cyclooxygenase- 2 expresssion in ependymoma of the spinal cord. J Neurosurg Spine. 2007; 6: 240-46.

59. Prayson RA. Estudo clinicopatológico de 61 pacientes com ependimoma incluindo imunohistoquímica do MIB-1.Ann Diag Pathol. 1999; 3(1):11- 8.

60. Prayson RA. Cyclin D1 and MIB-1 immunohistochemistry in ependymomas: a study of 41 cases. Am J Clin Pathol. noviembre de 1998; 110(5):629-34.

61. Prayson RA. Ependimomas mixopapilares: um estudo clinicopatológico de 14

casos, incluindo a imunorreactividade do MIB-1 e do p53. Mod Pathol. abril de 1997; 10(4):304-10.

62. Safaee M, Oh MC, Mummaneni PV, Weinstein PR, Ames CP, Chou D, et al. Resultados cirúrgicos em ependimomas da medula espinhal e a importância da extensão da ressecção em crianças e adultos jovens. J Neurosurg Pediatr. abril de 2014; 13(4):393-9.

63. Zemmoura I, Vourc'h P, Paubel A, Parfait B, Cohen J, Bilan F, y col. Uma deleção que causa o salto do exão 9 do NF2 está associada a um ependimoma intramedular familiar autossómico dominante. Neuro-oncology. enero de 2014; 16(2):250-5.

64. Yan X, Cheng X Liu J, y col. Clinicopathological evaluation of inmunohistochemical Ki-67 and endothelial nitric oxide synthase expression in intracranial ependymoma. Clin Invest Med. 2008;31(4): 206-11.

65. Pencovich N, Bot G, Lidar Z, et al. Immunohistochemical prognostic markers in intracranial ependymomas: systematic review and metaanalysis. Pathol Oncol Res. 2009 Dec; 15(4):605-14.

66. Hirose Y, Aldape K, Bollen A et al. As anomalias cromossómicas subdividem os tumores ependimários em grupos clinicamente relevantes. Am J Pathol. 2001; 158:1137-43.

67. Gonzalvez de Andrade F. Estudio de la expresiones de alteraciones genetica de los ependimomas. CPM.2014.162:1145-12.

68. Lukashova-v Zangen I, Kneitz S, Monoranu CM et al. Ependymoma gene expression profiles associated with histological subtype, proliferation, and patient survival. Ata Neuropathol. 2007; 113:325-37.

69. Korshunov A, Neben K, Wrobel G, et al. Gene expressionpatterns in ependymomas correlate with tumor location, grade, and patient age. Am J Pathol. 2003; 163:1721-27.

70. Witt H, Mack SC, Ryzhova M et al. Delineação de dois subgrupos distintos do ponto de vista clínico e molecular do ependimoma da fossa posterior. Cancer Cell. 2011; 20:143-57.

71. Mack SC, Witt H, Piro RM et al. Epigenomic alterations define lethal CIMP-positive ependymomas of infancy. Nature. 2014; 506:445-50.

72. Parker M, Mohankumar KM, Punchihewa C, et al. As fusões C11 ou f95-RELA conduzem à sinalização oncogénica do NF-jB no ependimoma. Nature. 2014;

506:451-55.

73. Pietsch T, Wohlers I, Goschzik T, et al. Os ependimomas supratentoriais da infância são portadores de fusões C11orf95-RELA que conduzem à ativação patológica da via de sinalização NF-jB. Ata Neuropathol. 2014; 127:609-11.

74. Wani K, Armstrong TS, Vera-Bolanos E, et al. A prognostic gene expression signature in infratentorial ependymoma. Ata Neuropathol. 2012; 123:727-38.

75. Hoffman LM, Donson AM, Nakachil, et al. Alterações imunofenotípicas específicas de subgrupos moleculares estão associadas a resultados em ependimomas recorrentes da fossa posterior. Ata Neuropathol. 2014; 127:731 -45.

76. Versteeg R. Cancer: tumours outside the mutation box (Cancro: tumores fora da caixa das mutações). Nature. 2014; 506:438-39.

77. Zhang J, Wu G, Miller CP, et al. A sequenciação de todo o genoma identifica alterações genéticas em gliomas pediátricos de baixo grau. Nat Genet. 2013; 45:602-12.

78. Kuncova K, Janda A, Kasal P, Zamecnik J. Spectrum of ependymomas and correlation of p53 and Ki67 expression with ependymoma grade and subtype. Indian J Cancer. 2004 Abr-Jun; 41(2):66-71.

79. Rushing EJ, Brown DF, Hladik CL, et al. Correlação da expressão de BCL-2, P5-3 e MIB-1 com o grau e subtipo de ependimoma. Mod Pathol. 1998 May; 11(5):464-70.

80. Friede RL e Pollak A. The cytogenetic basis for classifying ependymomas. J Neuropathol Exp Neurol. 1978; 37:103-18.

81. Mack SC, Witt H, Piro RM, et al. Epigenomic alterations define lethal CIMP-positive ependymomas of infancy. Nature. 2014; 506:445-50.

82. Parker M, Mohankumar KM, Punchihewa C, et al. As fusões C11orf95-RELA conduzem à sinalização oncogénica do NF-jB no ependimoma. Nature. 2014; 506:451-55.

83. Pietsch T, Wohlers I, Goschzik T, et al. Os ependimomas supratentoriais da infância são portadores de fusões C11 ou f95-RELA que conduzem à ativação patológica da via de sinalização NF-jB. Ata Neuropathol. 2015; 127:609-11.

84. Wani K, Armstrong TS, Vera-Bolanos E, et al. A prognostic gene expression signature in infratentorial ependymoma. Ata Neuropathol. 2012; 123:727-38.

85. Hoffman LM, Donson AM, Nakachi I, et al. Alterações imunofenotípicas

específicas de subgrupos moleculares estão associadas a resultados em ependimomas recorrentes da fossa posterior. Ata Neuropathol. 2014; 127:731-45.

86. Ohm JE, McGarvey KM, Yu X, et al. A stem cell-like chromatin pattern may predispose tumor suppressor genes to DNA hypermethylation and heritable silencing. Nat Genet. 2007; 39:237-42.

87. McGarvey KM, Fahrner JA, Greene E, et al. Silenced tumor suppressor genes reactivated by DNA demethylation do not return to a fully euchromatic chromatin state. Cancer Res. 2006; 66:3541-49.

88. Parker BC, Annala MJ, Cogdell DE; et al. A fusão do gene tumorigénico FGFR3- TACC3 escapa à regulação do miR-99a no glioblastoma. J Clin Invest. 2013; 123:855-65.

89. Fontebasso AM, Papillon-Cavanagh S, Schwartzentruber J, y col. Recurrent somatic mutations in ACVR1 in pediatric midline high-grade astrocytoma. Nat Genet. 2014; 46:462-66.

90. Dimopoulos VG, Fountas KN, Robinson JS. Familial intracranial ependymomas. Report of three cases in a family and review of the literature. Neurosurg Focus. 2006; 20(1): E8.

91. Robles SG, Saldana C, Boto GR, Martinez A, Zamarron AP, Jorquera M, et al. Intradural extramedullary spinal ependymoma: a benign pathology. Spine. 2005; 30:E251-E54.

92. Thorlund K, Imberger G, Johnston BC, Walsh M, Awad T, y col. Evolution of heterogeneity (I2) estimates and their 95% confidence intervals in large meta-analyses (Evolução das estimativas de heterogeneidade (I2) e seus intervalos de confiança de 95% em grandes meta-análises). PLoS One. 2012; 7: e39471.

93. Witt H, Mack SC, Ryzhova M, y col. Delineação de dois subgrupos clínica e molecularmente distintos de ependimoma da fossa posterior. Cancer Cell. 2011; 20:143-57.

94. Kwock L, Smith JK, Castillo M, Ewend MG, Collichio F, et al. Clinical role of proton magnetic resonance spectroscopy in oncology: brain, breast, and prostate cancer. Lancet Oncol. 2006; 7:859-68.

95. Elsberg CA (1941) Surgical Diseases of the Spinal Cord, Membranes and Nerve roots: Symptoms, Diagnosis, and Treatment. PB Hoeber, Nova Iorque.

96. Elsberg CA (1925) Tumors of the Spinal Cord, and the Symptoms of Irritation and Compression of the Spinal Cord Nerve Roots: Pathology, Symptomatology, Diagnosis and Treatment. PB Hoeber, Nova Iorque.

97. Asazuma T, Toyama Y, Suzuki N, Fujimura Y, Hirabayshi K. Ependymomas of the spinal cord and cauda equina: an analysis of 26/91 cases and a review of the literature. Spinal Cord. 1999; 37:75359.

98. Anaya-Delgadillo G, Velasco-Torre A. Ependimomas del filum terminal. Caso clinico. Revista Medica Electronica PortalesMedicos.com [Internet]. 2014 [citado 2 de octubre de 2015];6(1). Disponível em: http://www.revista-portalesmedicos.com/revista-medica/ependimomas- del-filum-terminal-caso-clinico/

99. Al-Habib A, Al-Radi OO, Shannon P, Al-Ahmadi H, Petrenko Y, Fehlings MG. Myxopapillary ependymoma: correlation of clinical and imaging features with surgical resectability in a series with long-term follow-up. Spinal Cord. 2011; 49:1073-78.

100. Davila T, Mata MC. Lumbociatalgia como manifestação de um ependimoma del filum terminal. *Reabilitação* (Madr). 2006; 40(2):96- 100.

101. Kernohan JW. Tumores primários da medula espinhal e do filum terminale intradural. In: Penfield W, editor. Cytology & cellular pathology of the nervous system. New York: P.B. Hoeber, Inc.; 1932. p. 993-1025.

102. Abian Vega-Falcon, E, Gonzalez-Arnay, C. Hernandez-Leon N, Martin-Herrera Al. Ependimoma mixopapilar de partes blandas: descripcion de un caso y revision de la literatura. Rev Esp Patol. 2015; 48(1):41-44.

103. Klekamp J. Spinal ependymomas. Parte 1: Ependimomas do filo terminal. Neurosurg Focus. agosto de 2015; 39(2):E6.

104. Klekamp J. Ependimomas da coluna vertebral. Parte 2: Ependimomas do filum terminale. Neurosurg Focus. agosto de 2015; 39(2):E7.

105. Argyropoulou, PI, Argyropoulou, MI, Tsampoulas, C, Gogos, P, Manavis, I, Efremidis, SC. Ependimoma mixopapilar do cone medular com hemorragia subaracnóidea: Ressonância magnética em dois casos. Neuroradiology. 2001; 43: 489-91.

106. Meneses, MS, Leal, AG, Periotto, LB, et al. Ependimoma primário do filo terminal. Uma série de 16 casos. Arq Neuropsquiatr. 2008; 66: 529-33.

107. Ozdemir, O, Calisaneller, T, Coven, I, Altinors, N. Posttraumatic

intratumoral haemorrhage: an unusual presentation of spinal ependymoma. Eur Spine J. 2007; 16 (Suppl 3): S293-S95.

108.	Tzekov, C, Naydenov, E, Kalev, O. Ependimoma da cauda equina começando com hidrocefalia comunicante: um relato de caso. Pediatr Neurosurg. 2007; 43: 399-02.

109.	Lee J, Parsa AT, Ames CP, McCormick PC. Clinical management of intramedullary spinal ependymomas in adults. Neurosurg Clin N Am. enero de 2006; 17(1):21-7.

110.	Reni M, Gatta G, Mazza E, Vecht C. Anaya-Delgadillo y cols. Ependimoma del filum terminal. Rev Medica. 2014 Ago-Out; 6(1):82.

111.	Lin YH, et al. Treatment of spinal cord ependymomas by surgery withot postoperative radiotherapy (Tratamento de ependimomas da medula espinhal por cirurgia sem radioterapia pós-operatória). J Neurooncol. 2005; 71:205-10.

112.	Prayson RA. Ependimomas mixopapilares: um estudo clinicopatológico de 14 casos, incluindo a imunorreactividade do MIB-1 e do p53. Mod Pathol. 1997; 10(4):304-10.

113.	Landriel F, Ajler P, Tedesco N, Bendersky D, Vecchi E. Multicentric extramedullary myxopapillary ependymomas: Two case reports and literature review. Surg Neurol. 2012; 3:102.

114.	Fourney DR, Siadati A, Bruner JM, Gokaslan ZL, Rhines LD. Giant cell ependymoma of the spinal cord. Relato de caso e revisão da literatura. J Neurosurg. 2004; 100:75-79.

115.	Graça J, Gultasli N, D'Haene N, Brotchi J, Salmon I, Baleriaux D. Cystic extramedullary ependymoma. AJNR Am J Neuroradiol. 2006; 27:818-21.

116.	Quraishi NA, Wolinsky JP, Bydon A, Witham T, Gokaslan ZL. Giant destructive myxopapillary ependymomas of the sacrum. J Neurosurg Spine. 2010; 12:154-9.

117.	Uehara M, Takahashi J, Mukaiyama K, Kuraishi S, Shimizu M, Ikegami S, et al. Ependimoma mixopapilar da cauda equina em um menino de 5 anos de idade. Asian Spine J. diciembre de 2014; 8(6):846-51.

118.	Lee KJ, Min BW, Seo HJ, Cho CH. Ependimoma mixopapilar sacrococcígeo subcutâneo em mulher asiática: Um relato de caso. J Clin Med Res. 2012; 4:61-3.

119.	Mallory FB. Três gliomas de origem ependimária, dois no quarto ventrículo, um subcutâneo sobre o cóccix. J Med Res. 1902;8:1-10.

120.	Vaquero J, Ratia T, Ruiz A, Zurita M, Coca S. Ependimoma subcutâneo da região sacra. J Neuroimaging. 2003; 13:346-51.

121.	Vaquero J, Ratia T, Ruiz A, Zurita M, Coca S. Ependimoma subcutâneo da região sacro-cox^gea. Neurocirugia (Asturia). 1997; 8(2):127-9.

122.	Zec N, De Girolami U, Schofield DE, Scott RM, Anthony DC. Giant cell ependymoma of the filum terminale. A report of two cases. Am J Surg Pathol. septiembre de 1996;20(9):1091-101.

123.	Batista M, Pina R, Fonseca I, Saldanha MH. Ependimoma intramedular: Revisao da literatura A proposito de um caso clinico. Publica^ao trimestral vol.16 | n° 3 | jul/set 2009

124.	Abian Vega Falcon, E, Gonzalez Arnay, C. Hernandez Leon N, Martin Herrera Al. Ependimoma mixopapilar de partes blandas: descripcion de un caso y revision de la literatura. Rev Esp Patol. 2015; 48(1):41-44.

125.	Malhotra N, BHowmick D, Whitfield P. Intramedullary spinal cord tumours: Diagnosis, treatment, and outcomes. Adv Clin Neurosci Rehabil. 2010; 10:21-5.

126.	Reddy K, Westerly D, Chen C. MRI patterns of T1 enhancing radiation necrosis versus tumor recurrence in high-grade gliomas. J Med Imaging Radiat Oncol. 2013; 57: 349-55.

127.	Pamir MN, Ozduman K, Yildiz E, Sav A, Dincer A. Espectroscopia de ressonância magnética intraoperatória para identificação de tumor residual durante a cirurgia de glioma de baixo grau: artigo clínico. J Neurosurg. 2013; 118: 1191-98.

128.	Seeger A, Braun C, Skardelly M, Paulsen F, Schittenhelm J, et al. Comparação de três técnicas diferentes de perfusão por RM e espetroscopia por RM para avaliação multiparamétrica na distinção entre gliomas recorrentes de alto grau e doença estável. Acad Radiol. 2013; 20:155765.

129.	Prat R, Galeano I, Lucas A, Martinez JC, Martin M, et al. Valor relativo da espetroscopia por ressonância magnética, perfusão por ressonância magnética e tomografia por emissão de positrões 2-(18F) fluoro-2-desoxi-D-glicose para deteção de recidiva ou aumento de grau em gliomas. J Clin Neurosci. 2010; 17: 50-53.

130.	Kwock L, Smith JK, Castillo M, Ewend MG, Collichio F, et al. Clinical role of proton magnetic resonance spectroscopy in oncology: brain, breast, and prostate cancer. Lancet Oncol. 2006; 7: 859-68.

131. Kotani T, et al. Ependimoma móvel diagnosticado com cine MRI. BMJ Case Rep. 2014; 19:13.

132. Millesi M, et al. Análise da fluorescência induzida pelo ácido 5-amonilevulínico em 55 diferentes tumores da coluna vertebral. Neurosurg Focus. 2014; (36):1-11.

133. Yanni DS, Ulkatan S, Deletis V, Barrenechea IJ, Sen C, Perin NI.Utility of neurophysiological monitoring using dorsal column mapping in intramedullary spinal cord surgery. J Neurosurg Spine. 2010; 12:62328.

134. Rezai, AR, Woo, HH, Lee, M, et al. Ependimomas disseminados do sistema nervoso central. J Neurosurg. 1996; 85: 618-24.

135. Yuh WTC, Quets JP, Lee HJ, et al. Distribuição anatómica das metástases no corpo vertebral e modos de disseminação hematogénea. Spine. 1996; 21: 2243-50.

136. Mavroudis C, Townsend JJ, Wilson CB. A metastasizing ependymoma of the cauda equina. J Neurosurg. 1977 Nov;47(5):771- 52.

137. Bademci G, Tun K, Erden E, Evliyaoglu C, Unlu A. Late dissemination of ependymoma: case report. Neurocirugia (Astur). agosto de 2007;18(4):333-6.

138. Ernestus RI, Wilcke O. Spinal metastases of intracranial ependymomas. Quatro relatos de casos e revisão da literatura. Neurosurg Rev. 1990;13:147-54.

139. Pencovich N, Bot G, Lidar Z, et al . Ependimoma espinhal com metástases regionais na apresentação. Ata Neurochir (Wien). 2014;156: 1215-22.

140. Nakasu S, Ohashi M, Suzuki F, Matsuda M. Disseminação tardia de ependimoma do quarto ventrículo: relato de caso. J Neurooncol. 2001;55:117-20.

141. Bademci G, Tun K, Erden E, Evliyaoglu C, Unlu A. Late dissemination of ependymoma: case report. Neurocirugia (Astur). 2007;18:333-36.

142. Ochiai H, Yamakawa Y, Kawano H, Shimao Y, Hayashi T. Metástases tardias na medula espinhal de ependimoma do quarto ventrículo surgiram dezanove anos após o tratamento inicial. J Neurooncol. 2010;96:295-99.

143. Newton HB, Henson J, Walker RW. Extraneural metastases in ependymoma. J Neurooncol. 1992;14:135-42.

144. Nawashiro H, Toyooka T, Matsumoto H, Kobayashi O. Infantile ependymoma with cerebrospinal dissemination at diagnosis. J Pediatr. 2002;140:276.

145. Pencovich N, Bot G, Lidar Z, Korn A, Wostrack M, Meyer B, et al. Ependimoma espinhal com metástase regional na apresentação. Ata Neurochir (Wien). junio de 2014;156(6):1215-22.

146. Bostrom A, Kanther NC, Grote A, Bostrom J. Management and outcome in adult intramedullary spinal cord tumours: a 20-year single institution experience. BMC Research Notes. 2014;7:908.

147. Sanson AM. Protocolo de Tratamiento de Ependimomas del Hospital Infantil de Mexico "Federico Gomez" departamento de Oncolog^a.Gu^asMëdicas20. [Internet]. 2011. Disponível em: http://www.himfg.edu.mx/descargas/documentos/planeacion/guiasclinica sHIM/Ependimomas.pdf.

148. Kawabata Y, Takahashi JA, Arakawa Y, Hashimoto N. Longterm outcome in patients harboring intracranial ependymoma. J Neurosurg. 2005;103:31-37.

149. *McCormick PC. Microsurgical enbloc resection of myxopapillary cauda equina ependymoma. Neurosurg Focus. 2014;37(Suppl 2).*

150. *Andrei Fernandes J, Santos MJ, Tedeschi H . Manejo cirúrgico dos ependimomas espinhais intramedulares. Arq Neuropsiquiatr. 2009;67(2-A):284-89.*

151. Hoshimaru M, Koyama T, Hashimoto N, Kikuchi H. Results of microsurgical treatment for intramedullary spinal cord ependymomas: analysis of 36 cases. Neurosurgery. 1999; 44(2):264-9.

152. Hanbali F, Fourney DR, Marmor E, Suki D, Rhines LD, Weinberg JS, et al. Spinal cord ependymoma: radical surgical resection and outcome. Neurosurgery. 2002; 51(5):1162-72; discussão 1172-4. Cita repetida

153. Klekamp J. Tratamento de tumores intramedulares: análise de morbilidade cirúrgica e resultados a longo prazo. J Neurosurg Spine. 2013; 19(1):12-26.

154. Kucia EJ, Maughan PH, Kakarla UK, Bambakidis NC, Spetzler RF.

Surgical technique and outcomes in the treatment of spinal cord ependymomas: part II: myxopapillary ependymoma. Neurosurgery. marzo de 2011;68(1 Suppl Operative):90-4; discussion 94.

155.   Oh MC, Tarapore PE, Kim JM, Sun MZ, Safaee M, Kaur G, et al. Ependimomas da coluna vertebral: benefícios da extensão da ressecção para diferentes graus histológicos. J Clin Neurosci. 2013; 20(10):1390-7.

156.   Hanbali F, Fourney DR, Marmor E, Suki D, Rhines LD, Weinberg JS, et al. Spinal cord ependymoma: radical surgical resection and outcome. Neurosurgery. 2002; 51:1162-72. Discussão 1172-1164.

157.   Kumar R, Banerjee S. Management and functional outcome of intramedullary spinal cord tumors: Um estudo clínico prospetivo. Asian J Neurosurg. 2014; 9(4):177-81.

158.   Garces-Ambrossi GL, McGirt MJ, Mehta VA, Sciubba DM, Witham TF, Bydon A, et al. Factores associados à sobrevivência sem progressão e aos resultados neurológicos a longo prazo após a ressecção de tumores intramedulares da medula espinal: análise de 101 casos consecutivos. J Neurosurg Spine. 2009; 11(5):591-9.

159.   Nakamura M, Ishii K, Watanabe K, Tsuji T, Matsumoto M, Toyama Y, et al. Long-term surgical outcomes for myxopapillary ependymomas of the cauda equina. Spine. 2009; 34(21):E756-60.

160.   Halvorsen CM, Kolstad F, Hald J, Johannesen TB, Krossnes BK, Langmoen IA, et al. Long-term outcome after resection of intraspinal ependymomas: report of 86 consecutive cases. Neurosurgery. 2010; 67(6):1622-31; discussão 1631.

161.   Lee SH, Chung CK, Kim CH, Yoon SH, Hyun SJ, Kim KJ, et al: Resultados a longo prazo da ressecção cirúrgica com ou sem radioterapia adjuvante para o tratamento do ependimoma espinhal: um estudo multicêntrico retrospetivo do Korea Spinal Oncology Research Group. Neuro Oncol 15:921-929, 2013

162.   Lee S-H, Chung CK, Kim CH, Yoon SH, Hyun S-J, Kim K-J, et al. Long-term outcomes of surgical resection with or without adjuvant radiation therapy for treatment of spinal ependymoma: a retrospective multicenter study by the Korea Spinal Oncology Research Group. Neurooncology. 2013; 15(7):921-9.

163.   Lonjon M, Von Langsdorf D, Lefloch S, Rahbi M, Rasendrarijao D, Michiels JF, et al. [Factores que influenciam a recorrência e o papel da radioterapia nos ependimomas do filo terminal. 14 casos e revisão da literatura]. Neurochirurgie. 2001; 47(4):423-9.

164.   Sgouros S, Malluci CL, Jackowski A. Spinal ependymomas - the value of postperative radiotherapy for residual disease control. Br J Neurosurg. 1996; 10(6):559-66.

165.   Combs SE, Thilmann C, Debus J, Schulz-Ertner D. Local radiotherapeutic management of ependymomas with fractionated stereotactic radiotherapy (FSRT). BMC Cancer. 2006; 6:222.

166.   Godfraind C. Classification and controversies in pathology of ependymomas. Childs Nerv Syst. octubre de 2009; 25(10):1185-93

167.   Gilhuis HJ, Kappelle AC, Beute G, Wesseling P, Grotenhuis A, Boerman RH. Radioterapia para lesões parcialmente ressecadas da coluna vertebral ependimomas: um estudo retrospetivo de 60 casos. Oncol Rep. 2003; 10(6):2079-82.

168.   Lassaletta A, Perez-Olleros P, Scaglione C, Sirvent S, De Prada I, Perez-Martinez A, et al. Successful treatment of intracranial ependymoma with leptomeningeal spread with systemic chemotherapy and intrathecal liposomal cytarabine in a two-year-old child. J Neurooncol. 2007; 83(3):303-6.

169.   Grill J, Le Deley MC, Gambarelli D, Raquin MA, Couanet D, Pierre-Kahn A, et al. Quimioterapia pós-operatória sem irradiação para ependimoma em crianças com menos de 5 anos de idade: um ensaio multicêntrico da Sociedade Francesa de Oncologia Pediátrica. J Clin Oncol. 2001; 19(5):1288-96.

170.   Fotakopoulos G, Vagkopoulos K, Gatos C, Kotlia P, Brotis A. Ependimomas da medula espinhal e o aparecimento de outros tumores de novo: uma revisão sistemática. J Med Case Rep.[Internet] 2014[citado 1 octubre 2015];   8:438.Disponibleen   :

http://www.ncbi.nlm.nih.gov/pmc/articles/PMC4300603/

171.   McGuire CS, Sainani KL, Fisher PG. Incidence patterns for ependymoma: a surveillance, epidemiology, and end results study. J Neurosurg. 2009; 110(4):725-9.

172.   Antony R, Wong KE, Patel M, Olch AJ, McComb G, Krieger M, et al. Uma análise retrospetiva do ependimoma intracraniano recorrente. Pediatr Blood Cancer. 2014; 61(7):1195-201.

173.   Aguilar EL, Vildosola ACS, Cabrera YB, Lastiri GG, Suarez LO, Marquez HR, et al. Factores pronósticos e sobrevida de pacientes pediátricos com conependimomas. Gaceta medica de México. 2009; 145(1):

174.   Nagasawa DT, Smith ZA, Cremer N, Fong C, Lu DC, Yang
1. Complicações associadas ao tratamento de ependimomas espinhais. Neurosurg Focus. octubre de 2011; 31(4):E13.

175.   Moynihan TJ. Ependymal tumors. Curr Treat Options Oncol. 2003; 4(6):517-23.

176.   Quinones-Hinojosa, A., Gulati, M., Schmidt, M.H.: Intramedullary spinal cord tumors. En: Gupta N, Banerje A, Haas-Kogan D, eds. Pediatric CNS tumors. Berlim; Springer; 2004, pp.167-182.

177.   Valles Casanova M, Terre Boliart R, Guevara Espinosa D, Portell Soldevila E, Vidal Samso J. Análise descritiva da lesão medular e da cólica de origem tumoral no nosso centro. Reabilitação
(Madr 2002; 36(03):149-54.

178.   Vaquero J, Ratia T, Ruiz A, Zurita M, Coca S. Ependimoma subcutâneo da região sacro-cox^gea. Neurocirug^a. 1997; 8(2):127-9.

179.   Tseng J-H, Tseng M-Y. Análise da sobrevivência de 459 doentes adultos com cancro primário da coluna vertebral em Inglaterra e no País de Gales: um estudo de base populacional. Surg Neurol. 2007;67(1):53-8. discussão 58.

180.   Houten JK, Cooper PR. Spinal cord astrocytomas: presentation, management and outcome. J Neurooncol. 2000; 47(3):219-24.

181.   Gepp R de A, Couto JMC, Silva MD da, Silva RT da, Neri EA. Tumores intramedulares em crianças: análise de 24 casos operados. Arq Neuropsiquiatr. 2010;68(3):396-9.

182.   Gutierrez Goyenechea FF,Riveron Pereira R.Lesiones del sistema

nervioso central. Editorial Ciencias Medicas.2014:tomII.pag.155.

183.   Schroeder A, Mirantes N Patologia adquirida do canal raquideo caraterísticas em imagens por ressonância magnética.2007: 72(4):523 .

ANEXO 1: Imagens do inquérito.

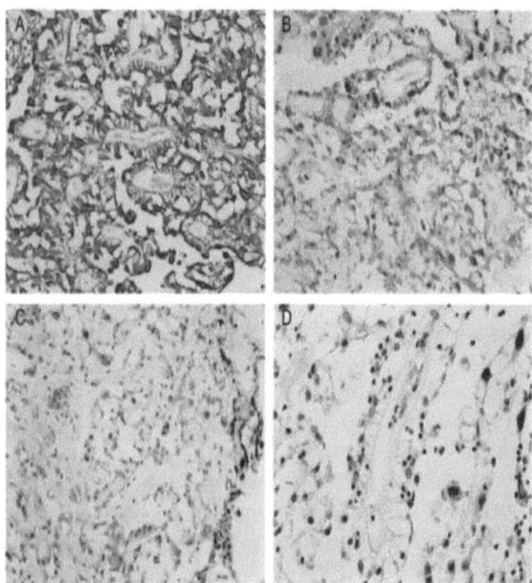

Figura 1. Estudo imunohistoquímico do tumor. A) Células tumorais com imunomarcação positiva intensa e difusa para PGFA (200x). B) Imunomarcação com a proteína S-100 (200x). C) Positividade focal em algumas células tumorais para vimentina (200x). D) Negatividade para CKAE1/AE3 em células tumorais (200x).

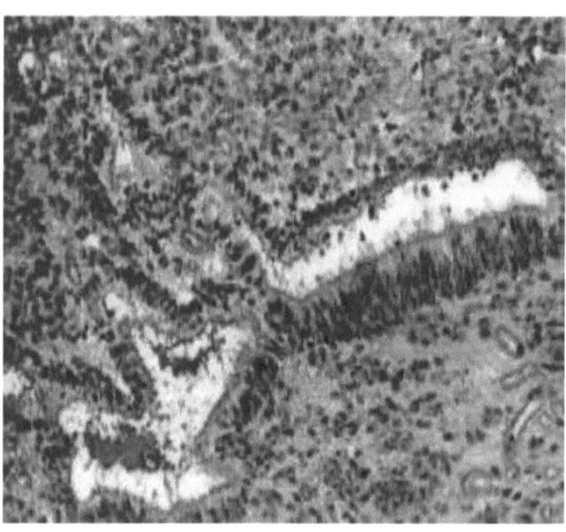

Figura 2. Ependimoma anaplásico

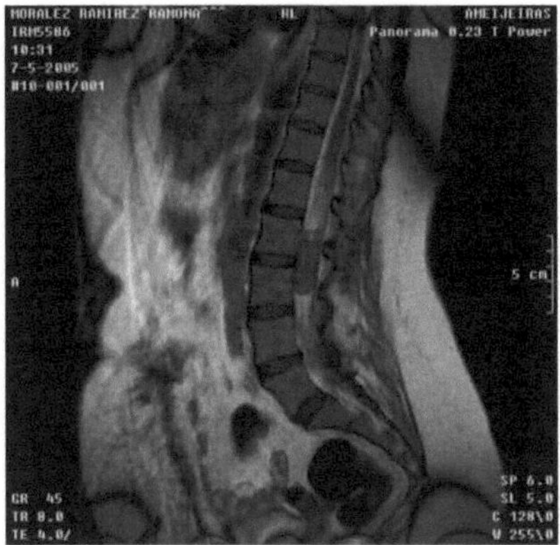

Figure 3

Figura 3. RI da coluna lombar sem e com contraste, na qual é visualizado um ependimoma.

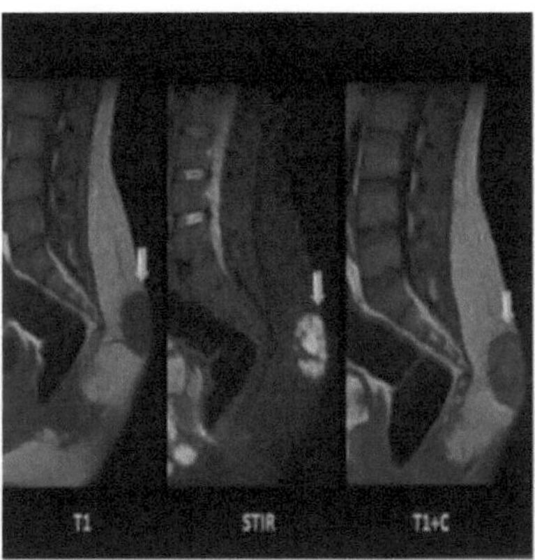

Figure 4

Figura 4. RM da coluna lombossacra sem e com gadolínio em que se visualiza um ependimoma mixopapilar no tecido celular subcutâneo, localizado na linha média, com intensidade de sinal heterogénea, isointenso em T1 e hiperintenso em STIR relativamente ao músculo. A lesão é bem definida e apresenta realce homogéneo.

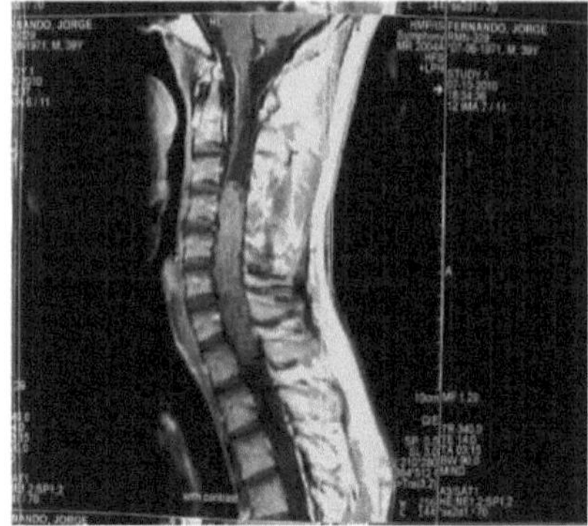

Figure 5

Figura 5. RM da coluna cervical com contraste, mostrando um panependimoma de 5 corpos

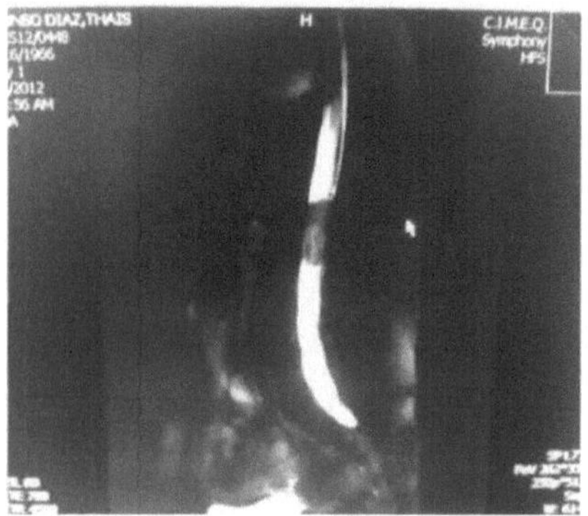

Figure 6.

Figura 6. RM da coluna lombar com contraste, na qual se visualiza um ependimoma de L3.

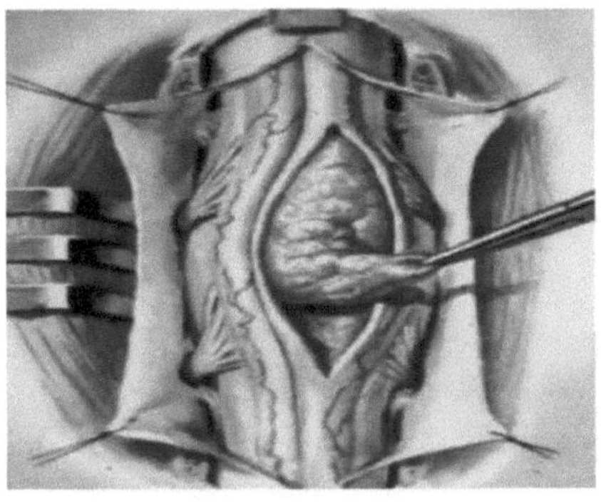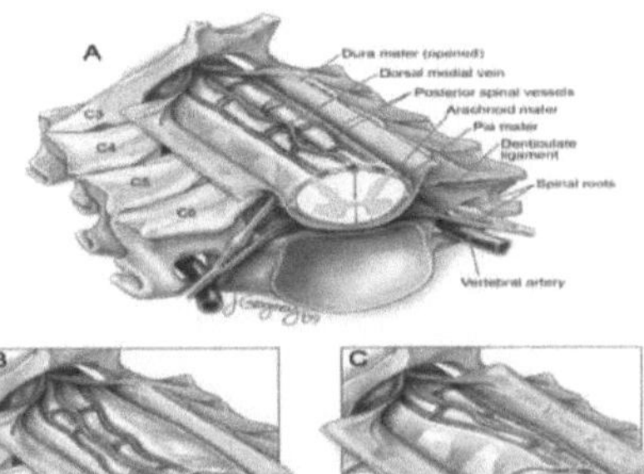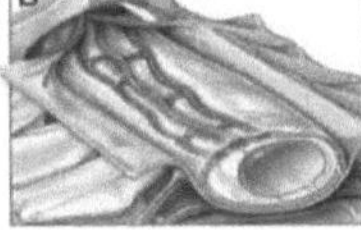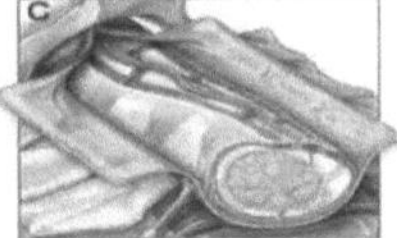

Figura 7. Desenho de uma cirurgia de ependimoma.

Fig. 8. Ilustrações representando a anatomia de uma medula espinhal normal demonstrando o sulco mediano dorsal entre as colunas posteriores elevadas **(A)**, rotação e alargamento da medula secundária à formação de syrinx **(B)** e distorção da linha média secundária a um tumor intramedular **(C)**. Reproduzido com permissão de Yanni DS et al: **J Neurosurg Spine 12**:623628, 2010.

Figura 9. Cirurgia dos ependimomas intramedulares

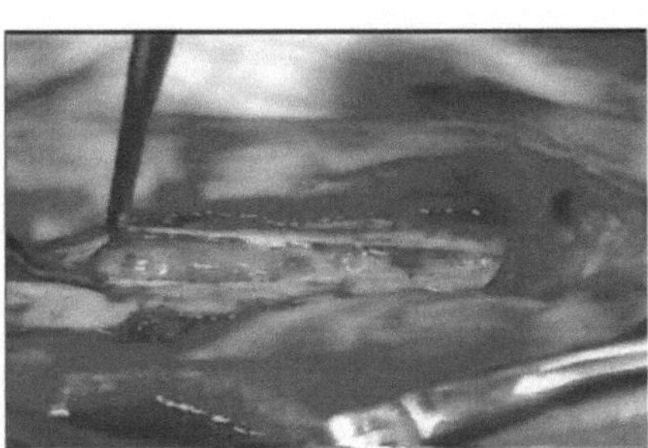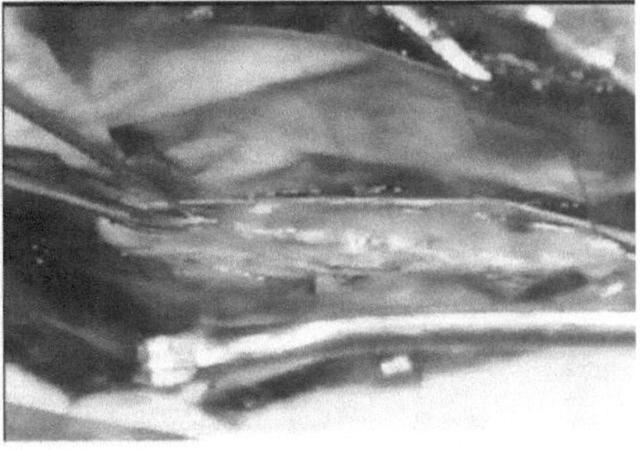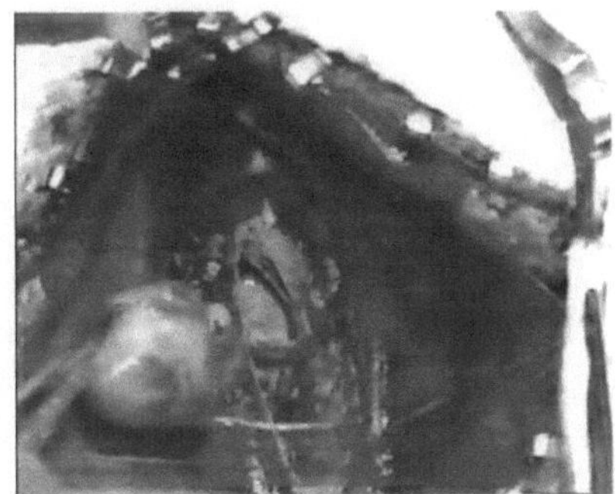

ANEXO2.

FICHA DE RECOLHA DE DADOS

Nome: ____ Idade: ___

Sexo: Ocupação:

Manifestações clínicas:

Tempo com dor: ____

Irradiação da dor e do dermátomo afetado: _____________________________

Alteração da sensibilidade: _________________________________

Estado da força muscular e dos reflexos: _________________________________

Alteração dos esfíncteres: ____

Exames complementares:

1. Rx simples da coluna cervical: Sim __________Não

   Conclusões ____

2. T.A.C _ SimNãoEncontros ____

3. R.M.N ________ SimNãoEncontros _____________________________

Estudos neurofisiológicos:

4. __________Conclusões do M. ____ GP.E.S.
   SF________

Escala McCormic

Pré-operatório ____1 mês __________ 3 meses ______ 6 meses __________

Complicações pós-operatórias: ____
Tempo cirúrgico: __________

Internamento pós-operatório: __

Recidiva do tumor: Sim _____________ Não _____________

Metástases: Sim _____________Não _____________

Radioterapia: Sim _______________ Não _____________
Quimioterapia: Sim _____________ Não _____________

<h1 style="text-align:center">Anexo 2.</h1>

Escala Me Cormick para avaliação funcional pré e pós-operatória.

Grade I	Neurologically intact, wandering normally, may have minimal dysesthesia
Grade II	Mild motor or sensory deficit, patient maintains functional independence
Grade III	Moderate deficit, limitation of function, independence with external help.
Grade IV	Severe motor or sensory deficit, function limitation with independent patient.
Grade V	Paraplegia or quadriplegia, fluctuating spontaneous movements.

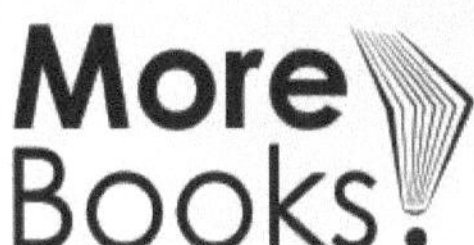

More
Books!

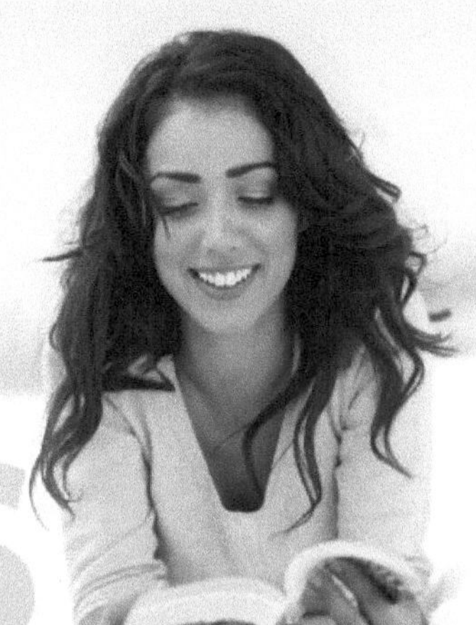

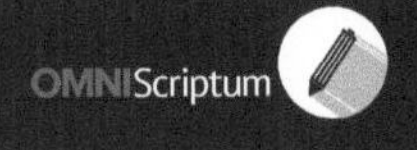

info@omniscriptum.com
www.omniscriptum.com
OMNIScriptum

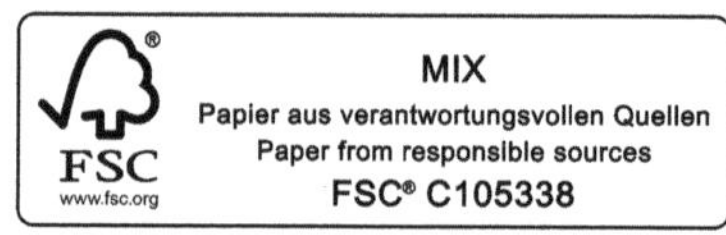

Printed by Books on Demand GmbH, Norderstedt / Germany